DE LA
TRACHÉOTOMIE

PAR LE
THERMO-CAUTÈRE

Par le Docteur G. POINSOT

Membre correspondant de la Société de Chirurgie de Paris,
Ex-Chef interne de l'Hôpital Saint-André de Bordeaux,
Lauréat de la Faculté de Médecine (Médaille d'Argent), et de la Société
de Chirurgie de Paris (Prix Duval 1874. Prix Laborie 1876),
et de l'Académie de Bordeaux, (Médaille d'Or).

PARIS

V. A. DELAHAYE ET Cᵉ, ÉDITEURS

PLACE DE L'ÉCOLE DE MÉDECINE

MDCCCLXXVIII

DE LA
TRACHÉOTOMIE

PAR LE
THERMO-CAUTÈRE

Par le Docteur G. POINSOT

Membre correspondant de la Société de Chirurgie de Paris,
Ex-Chef interne de l'Hôpital Saint-André de Bordeaux,
Lauréat de la Faculté de Médecine (Médaille d'Argent), et de la Société
de Chirurgie de Paris (Prix Duval 1874. Prix Laborie 1876),
et de l'Académie de Bordeaux, (Médaille d'Or).

PARIS

V. A. DELAHAYE ET Cᵉ, ÉDITEURS

PLACE DE L'ÉCOLE DE MÉDECINE

MDCCCLXXVIII

DE LA

TRACHÉOTOMIE

PAR LE

THERMO-CAUTÈRE

BORDEAUX. — IMPRIMERIE L. RABAIN

DE LA TRACHÉOTOMIE

PAR LE

THERMO-CAUTÈRE

> « Cette méthode précieuse a déjà conjuré,
> dans la majorité des cas, des dangers
> qu'après deux cents ans de recherehes et
> des milliers d'opérations, la méthode
> sanglante n'était pas parvenue à écarter,
> d'une manière suffisante. »
>
> (VERNEUIL, *Mémoires de la Société de
> Chirurgie*, t. VII, 1875, p. 639.)

L'application de la galvano-cautique à l'opération de la trachéotomie, telle qu'elle a étépro-
posée en 1872 par M. le professeur Verneuil,
semblait bien évidemment constituer à cette épo
que un perfectionnement opératoire d'un avenir
assuré. Les faits publiés par M. Bourdon, élève
de l'éminent.chirurgien, étaient certainement de
nature à confirmer cette opinion, et, s'il fallait
chercher les preuves de la valeur de cette méthode en dehors des faits scientifiques, peut-être
en trouverait-on dans l'empressement avec lequel s'élevèrent, tant en France qu'en Allemagne
les réclamations de priorité.

Ainsi saluée à son apparition et ayant eu l'heureux privilége d'exciter l'envie, la méthode de M. le professeur Verneuil (car nous pensons qu'en fait de priorité il est juste et logique de donner gain de cause au chirurgien qui, s'il n'a pas employé le premier le procédé faisant l'objet du litige, en a du moins le mieux apprécié les avantages, les indications, et a le plus contribué à la vulgariser), la méthode de M. le professeur Verneuil a été promptement l'objet de vives attaques. C'est d'abord M. Burns fils, qui conteste absolument la valeur hémostatique du galvano-cautère et croit même que l'hémorrhagie sera plus abondante avec son emploi, parce que le chirurgien divisera les vaisseaux sans s'apercevoir de leur présence; opinion qui ne s'accorde guère avec l'insistance outrée que met l'assistant de Tubingue à revendiquer pour son père l'honneur de l'innovation. C'est encore M. Krishaber qui, dans un mémoire substantiel et s'appuyant sur deux faits personnels, arrive à conclure « qu'à en juger par le nombre d'observations connues jusqu'à lui, le galvano-cautère, malgré sa puissance hémostatique incontestable, ne procure pas la sécurité des ligatures et expose aux hémorrhagies consécutives. »

Ces objections sérieuses ont été souvent reproduites depuis 1873, et, dans une des dernières séances de la Société, la trachéotomie par le cou-

teau galvanique ou thermique a été critiquée par
MM. Tillaux et Saint-Germain, et formellement
repoussée par M. Desprès.

Ayant eu l'occasion, depuis le mois d'août
1876, de pratiquer la trachéotomie avec le
thermo-cautère (5 fois chez l'enfant et 2 fois sur
un sujet sorti de l'enfance ou ayant atteint l'âge
adulte), j'ai pensé qu'il n'était pas inutile de
porter au grand jour ces faits et les enseignements qui en découlent, pour contribuer à mettre
en lumière tous les avantages d'un mode opératoire dont la fortune paraît n'être point encore
définitivement fixée.

Qu'il me soit d'abord permis de rappeler brièvement quels motifs avaient rendu désirable la
substitution du couteau galvanique au bistouri
généralement employé.

D'une exécution facile sur le cadavre, au point
d'être négligée par les débutants dans leurs exer-
cices de médecine opératoire, la trachétomie présente, chez le vivant, des difficultés qui surpren-
nent dans une intervention si peu étendue. De
quoi s'agit-il en effet? De traverser une couche
de tissus épaisse seulement de quelques centimètres, de reconnaître un tube rigide qui était déjà
reconnaissable avant l'incision de la peau, et de
l'ouvrir pour y placer une canule d'un calibre
inférieur. Mais cette opération, si simple, si
bénigne en apparence, emprunte une gravité

toute spéciale de la vascularité de la région et des conditions même dans lesquelles on y a recours. Le conduit trachéal qu'on croirait si facilement accessible, est recouvert par un plexus veineux ramenant le sang de la glande thyroïde et qui, dans le cas le plus fréquent où l'opération est nécessitée par des accidents asphyxiques, doit à la gêne de la circulation de retour, d'être gonflé outre mesure par le sang. La moindre incision pratiquée sur un des vaisseaux constituant ce plexus sera tout aussitôt suivie d'une hémorragie abondante; le sang s'accumulera au fond de la plaie qui a toujours une légère disposition en entonnoir, et, en empêchant le chirurgien de distinguer les vaisseaux situés dans la couche la plus profonde, rendra leur blessure inévitable. Sans doute le nettoyage exact de la plaie, la compression directe avec des éponges permettront bien d'apercevoir un instant les tissus pré-trachéaux sur lesquels va porter le bistouri, mais, imbibés par le sang, ces tissus offrent un aspect uniforme, et cette vision rapide ne sera d'aucune utilité pour le chirurgien. Prolongée un certain temps, la compression directe pourrait bien assurer une hémostase suffisante, mais ce temps nécessaire, on ne saurait l'avoir. Le malade est là, qui asphyxie ! la position renversée que l'on a fait prendre à la tête augmente la gêne respiratoire, et, en cherchant à suspendre l'hémorrhagie

vous courez le risque de le voir mourir entre vos
mains. Que faire alors ? Ouvrir, le plus rapidement que l'on peut, la trachée plus ou moins
découverte, et essayer d'y introduire la canule.
Mais les dangers ne font que croître à ce moment.
L'ouverture trachéale a-t-elle été pratiquée dans
les dimensions voulues, le sang, aspiré avec
l'air, dans les mouvements convulsifs d'aspiration
auxquels se livre le malade, s'engouffre dans les
bronches et vient compromettre la respiration
déjà si difficile. La mort a souvent été la conséquence de cet accident malgré les soins les plus
empressés, malgré les succions pratiquées sur la
plaie, à l'exemple de Roux, par un chirurgien ne
craignant pas d'exposer ses jours pour disputer
son malade à la mort. En dehors de cette complication grave, l'introduction du sang dans l'arbre
respiratoire, la vie de l'opéré peut se trouver
menacée par le retard apporté à l'introduction de
la canule : l'opérateur, obligé d'agir à tâtons,
ayant seulement pour se guider « l'œil que tout
chirurgien doit avoir au bout du doigt », l'opérateur ne fait à la trachée qu'une incision insuf-
fisante ; de là des difficultés pour placer la pince
dilatatrice ; de là aussi la nécessité d'agran dir
l'incision, que souvent il ne pourra retrouver : le
voilà donc contraint de faire à la trachée une
seconde ouverture. Qu'on n'allègue pas que de
tels accidents se montrent exclusivement avec des

praticiens auxquels l'usage du bistouri est d'ordinaire étranger. J'ai vu, et bien d'autres avec moi, un chirurgien de nos hôpitaux ponctionner deux fois la trachée et devoir ensuite abandonner la fin de l'opération à un collègue plus heureux, qui par bonheur était présent.

Il faut reconnaître que de telles mésaventures sont exceptionnelles, et que l'hémorrhagie constitue en réalité le vrai danger, je dirai presque le seul, de la trachéotomie.

Je ne vais pas jusqu'à prétendre qu'elle soit inévitable avec le bistouri, et que la trachéotomie, pratiquée de cette manière, constitue une opération aléatoire dans laquelle l'existence du malade soit toujours exposée aux risques les plus graves. Ce serait là une exagération contre laquelle protestent les enseignements journaliers de la pratique. Pour ma part, j'ai fait 26 fois la trachéotomie avec le bistouri, et en aucun cas je n'ai vu le sang s'introduire dans les bronches en assez grande abondance pour amener la mort; en aucun cas, je n'ai eu affaire à des hémorrhagies persistantes, se faisant au-dessous de la canule et pouvant avoir le même résultat funeste. Je crois devoir cette immunité relative à l'abandon presque complet de l'instrument tranchant, dès que la peau a été incisée et que je suis arrivé sur le tissu cellulaire remplissant l'espace triangulaire compris entre les muscles sterno-hyoïdiens. Au lieu de diviser nettement ce tissu avec le bistouri, je le déchire lentement avec l'extrémité mousse d'une sonde cannelée, que j'ai soin de choisir résistante et à bords nullement tranchants. De cette manière, je puis facilement apercevoir les vaisseaux un peu volumineux, les couper entre deux ligatures, ou plus souvent les faire récliner vers un des angles de la plaie. Je ne reprends le bistouri qu'après avoir soigneusement dénudé la trachée sur le point correspondant à l'incision. Grâce à cette façon prudente de procéder, j'ai pu faire la trachéotomie, tant chez l'adulte (3 fois) que chez l'enfant, sans voir le résultat de l'opération compromis par l'écoulement sanguin. Je rapporterai une de mes observations de trachéotomie chez l'adulte, parce que je me rappelle la surprise que manifestèrent certains assistants de m'avoir vu opérer presque entièrement à blanc.

Obs. I. — Le 10 juillet 1875, je fus prié au nom de M. le professeur Gintrac, de voir dans son service, salle 6, lit 18, une femme en puissance de syphilis et qui depuis quelques jours présentait les signes d'un œdême de la glotte. M. le professeur Gintrac jugeait opportune une intervention chirurgicale et désirait m'en confier le soin. Quand j'arrivai, la malade venait d'avoir une crise d'asphyxie qui avait duré plus de 10 minutes et dans laquelle on avait craint de la

voir expirer. Jo la trouvai assez calme, mais le
cornage de l'inspiration, l'existence d'un tirage
sus et sous-sternal, la fréquence du pouls qui
présentait de loin en loin quelques intermitten-
ces, la faiblesse extrême du murmure respiratoire, tout annonçait une prompte asphyxie et
devait faire croire à l'approche de la crise ultime.
Je décidai la trachéotomie, que je pratiquai
d'après le procédé indiqué plus haut. MM. les
Docteurs Mandillon et Berruyer assistaient à
l'opération ; j'étais aidé par M. Boursier, interne,
et les éléves du service. L'incision de la peau
fournit un leger suintement sanguin que quelques coups d'éponge suffirent à étancher. Je
déchirais lentement le tissu cellulaire, lorsque
j'aperçus, traversant la plaie d'un côté à l'autre,
deux veines volumineuses, l'une en haut, l'autre
en bas, que je fis récliner avec un crochet mousse
vers l'angle correspondant de la plaie. J'atteignis
ainsi la trachée que je mis soigneusement à nu
et que je ponctionnai avec le bistouri ; à ce
moment, une hémorrhagie peu abondante se
déclare, peut-être parce que, dans le désir de
faire à la trachée une ouverture suffisante, je
portai le bistouri assez loin en bas et intéressai
le vaisseau veineux qui était maintenu en ce
point. Mais déjà j'avais introduit la pince dilata-
trie, et aussitôt je plaçai la canule. L'hémorrhagie s'arrêta et la malade commença à respirer

librement. La mort arriva deux jours après : à l'autopsie, on ne trouva pas traces de sang ni de caillots dans les bronches.

Certes, voilà un fait qui semble donner raison aux partisans du bistouri ; mais j'avais eu affaire à un de ces sujets rentrant, pour M. Krishaber, dans une catégorie spéciale, tant la trachéotomie est facile à exécuter chez eux. C'était une femme maigre, sèche, au cou long et dépourvu de graisse. Dans ces conditions, l'absence d'hémorrhagie est presque la règle, à une condition, cependant : c'est qu'il sera procédé lentement. Croit-on, en effet, que si, au lieu de pouvoir attendre, j'avais été obligé de terminer hâtivement l'opération, les deux vaisseaux qui traversaient la plaie et que j'eusse sectionnés dès le début, n'auraient pas fourni une grande quantité de sang ? Les difficultés, les dangers de l'opération n'en auraient-ils pas été singulièrement exagérés ? Par malheur, la trachéotomie n'est pas une de ces opérations où le temps soit toujours donné au chirurgien et qu'il puisse régler à son gré. Le plus souvent, l'asphyxie est imminente, et le chirurgien, pour prévenir l'hémorrhagie, s'exposerait à voir succomber le malade avant la fin de l'opération.

Toutefois, et pour faire toutes les concessions désirables aux chirurgiens qui repoussent la trachéotomie « par le tranchant rougi, » je m'empresserai de reconnaître que, même avec le bistouri, l'opération peut, dans certains cas, être pratiquée en un temps fort court et sans qu'il y ait d'hémorrhagie appréciable. Un de mes faits est singulièrement démonstratif à ce point de vue.

OBSERVATION II. — Un matin (c'était le 8 janvier 1876), je fus prévenu par l'interne de garde qu'on venait d'apporter à l'hôpital un enfant atteint de croup, dont l'état réclamait une intervention immédiate. Je recommandai de tout préparer aussitôt, et je fis la plus grande diligence pour me rendre auprès du petit malade. Mais déjà une dizaine de minutes s'étaient écoulées, et, lorsque j'arrivai dans la chambre qui lui était réservée, le malheureux enfant allait expirer. J'avais à peine eu le temps de disposer mes aides et de prendre le bistouri, quand la respiration s'arrêta après deux ou trois inspirations entrecoupées : la face était absolument violacée, les yeux se renversèrent en haut et demeurèrent sans regard. Je n'hésitai pas : d'un seul coup je divisai les tissus jusqu'à la trachée que j'ouvris d'un second coup. Maintenant la plaie largement dilatée à l'aide de la pince, j'allai profondément exciter avec une plume la muqueuse trachéale. Après quelques secondes d'angoisses. le petit malade fit un mouvement; la respiration commença d'abord singultueuse, pour se régulariser bientôt. Ce fut une véritable résurrection et rien ne saurait peindre l'émotion qui s'empara de tous les assis-

tants à la vue d'un résultat aussi saisissant. La
perte de sang avait été absolument nulle, et il ne
se produisit aucune hémorrhagie dans les deux
)ours que survécut mon opéré.

Des exceptions telles que les deux faits précédents ne sauraient fournir à la pratique une règle
suffisante, et tous les chirurgiens sont d'accord
pour reconnaître que l'emploi du bistouri donne
lieu dans la majorité des cas à une hémorrhagie
qui fait de la trachéotomie« une opération émou-
vante au plus haut degré, délicate, souvent très-
laborieuse, et n'étant guère accessible qu'aux
chirurgiens à la fois habiles et hardis (Verneuil). »
Je sais bien que M. Verneuil, en écrivant ce qui
précède, avait seulement en vue la trachéotomie
chez l'adulte, mais cette appréciation est exactement applicable chez l'enfant. On me paraît s'être
singulièrement exagéré la bénignité de la trachéotomie dans le croup : les opérateurs les plus
exercés, Trousseau lui-même, ont eu des cas de
mort par le fait de l'hémorrhagie. M. Paulet a vu
la même catastrophe se produire dans la pratique
d'un chirurgien de Montpellier. M. Boissier, interne des Enfants, compte deux hémorrhagies
mortelles sur trente-six opérations de trachéotomie. Une hémorrhagie *continuée* fit périr un
opéré de M. Sanné, autre interne du même hôpital.
Que de fois aussi n'a-t-on pas été obligé, pour
empêcher une asphyxie imminente. d'avoir re-

cours à des succions sur la plaie ! La nécrologie
médicale ne donne que trop de preuves d'un semblable dévouement. Cependant la contagiosité du
croup n'est ignorée de personne, et bien souvent
l'opérateur se sentira effrayé de la conduite qu'il
a tenue sous l'impression du moment. Malgaigne
l'avouait avec la loyale franchise qui formait le
fond de son caractère. » Chez un enfant atteint
du croup, la nécessité, devançant la réflexion,
m'a, dit-il, poussé à appliquer la bouche sur la
plaie pour aspirer le sang, mais je frémis encore
à l'idée du danger que j'ai couru, et pour rien au
monde, je ne voudrais recommencer. » Pour perdre de vue l'étendue de tels risques, il faut, on
l'avouera, que l'émotion du chirurgien soit bien
vive et le danger bien réel. D'ailleurs, à supposer que l'hémorrhagie ne compromît la vie du
malade que dans des cas exceptionnels, elle est,
suivant la juste remarque de M. Bourdon, « une
cause de trouble pour l'opérateur, et c'est elle
qu'il faut rendre responsab'e de l'effroi qu'inspire
la trachéotomie au plus grand nombre des méde-
cins. »

Aussi tous les perfectionnements apportés à
cette opération ont-ils eu pour but de prévenir
l'hémorrhagie. Mais les premières tentatives
faites dans cette voie n'amenèrent qu'un résultat
incomplet ; l'emploi de l'écraseur linéaire, pré-
conisé par M. Chassaignac, celui du trocart-

canule (Rizzoli, Maisonneuve), constituaient des méthodes trop longues, ou trop difficiles, ou trop aveugles. Il n'en est pas de même de la galvano-caustique. Déjà admise avec faveur dans la pratique de certaines grandes opérations, devenue ainsi familière aux chirurgiens, elle trouvait, pour le cas spécial qui nous occupe, un incontestable appui dans les résultats obtenus par MM. Verneuil, Bourdon et Tillaux. Malheureusement, le galvano-cautère exige un appareil peu portatif : quoi qu'en ait dit M. Bourdon, jaloux d'exonérer la méthode de ce reproche sérieux, il n'est pas toujours possible de préparer d'avance l'instrument dont on doit se servir ; le plus souvent le chirurgien n'est appelé qu'au moment où l'opération doit être pratiquée et où le moindre retard serait préjudiciable, sinon funeste ; en outre, le commun des praticiens ne saurait posséder un instrument coûteux, fort sujet à se déranger et demandant un entretien très-exact.

La difficulté du maniement du galvano-cautère constitue aussi un obstacle grave. Je sais bien qu'à Paris on est arrivé à s'en servir dans les meilleures conditions, comme j'en ai été souvent témoin à la Pitié, dans le service de M. le professeur Verneuil, mais tout le monde n'est pas aussi heureux, et dans notre hôpital, l'opérateur a été plusieurs fois obligé d'abandonner le couteau galvanique qu'on ne pouvait mainte-

nir rougi. Ce contre-temps n'est pas exclusivement personnel aux chirurgiens bordelais : j'ai
entendu, en 1871, M. le professeur Courty dire
que, malgré le concours du chimiste Béchamp, il
avait dû renoncer au galvano-cautère comme à
un appareil absolument incertain dans son fonctionnement. Pour toutes ces raisons, la trachéotomie par le galvano-cautère ne pouvait passer
dans la pratique et demeurait une opération
d'hôpital réservée à quelques cas particuliers.
M. de Saint-Germain songea alors à faire usage
d'un bistouri chauffé au rouge, et pour éviter
le refroidissement de l'instrument, qui se pro-
duirait en très-peu de temps, il conseilla de faire
l'opération en un seul temps *par la méthode
brusque*. L'emploi du cautère actuel fut également essayé par M. Laborde et MM. de Ranse et
Muron ; mais ces derniers renoncèrent à inciser
du même coup les tissus mous et la trachée, et
procédèrent couche par couche , l'instrument
étant chauffé au rouge blanc. Bien des objections
pourraient être faites à cette méthode : le couteau actuel ne garde pas longtemps sa chaleur,
et, si on procède couche par couche, pour qu'à
la fin de l'opération il ait une température suffisante, il faut ou bien qu'il soit surchauffé au
début, ou bien qu'on change l'instrument. Il
s'éteint dès qu'il est dans le sang, et il peut y
en avoir une certaine effusion puisque M. Muron

a observé 2 hémorrhagies sur 22 expériences ; enfin, le rayonnement est intense et porte son effet au loin ; c'est ainsi qu'avec le procédé de M. de Saint-Germain, MM. Laborde et Muron ont noté, dans des expériences faites sur le chien, la lésion immédiate des cartilages, des cordes vocales, et de la muqueuse laryngée. A l'autopsie d'un enfant opéré par le même procédé, dans le service de M. Labric, on trouva une perforation de la paroi postérieure de la trachée. Toutes ces raisons empêchèrent le procédé de M. de Saint-Germain de se vulgariser, malgré son apparente simplicité. Son auteur paraît d'ailleurs y avoir absolument renoncé (Boissier).

Cependant la voie était ouverte : il ne restait plus qu'à trouver un iustrument qui présentât les avantages du galvano-cautère sans nécessiter d'appareil aussi encombrant et surtout qui fonctionnât d'une manière sûre. Cette lacune a été cemblée par le thermo-cautère de M. Paquelin : plus facile à mettre en action que le cautère galvanique, il conserve sa chaleur après avoir été plongé dans un liquide (à la condition de n'y point demeurer longtemps) ; son rayonnement est faible, bien que réel ; de plus il a l'avantage de ne point se déranger, quand on a soin de le tenir propre, et d'être assez portatif pour que le chirurgien l'ait toujours sous la main.

Dès que je connus le thermo-cautère, je résolus

de l'employer dans la première trachéotomie que j'aurais l'occasion de faire. Cette occasion se présenta le 10 août 1876.

OBSERVATION III. — Ce jour là, le docteur Lugeol fils envoya à l'hôpital Saint-André, pour y être opéré, un enfant de quatre ans, atteint du croup. Les accidents avaient marché avec une grande rapidité ; d'abord localisée au pharynx, la dipthérie avait envahi le larynx dans l'espace d'une nuit. Cependant la suffocation n'était pas imminente : je voulus alors essayer l'acide salicylique à l'intérieur ; mais, deux heures plus tard, j'étais prévenu en toute hâte que l'état s'était aggravé. Je me rendis auprès du malade avec mon confrère le docteur Lugeol, et d'un commun accord nous jugeâmes l'opération indispensable. Je la pratiquai avec le thermo-cautère. L'incision des tissus mous se fit sans la moindre difficulté, et le couteau maintenu au rouge sombre arriva sur la trachée *sans qu'il eût été perdu une goutte de sang*. A ce moment j'abandonnai le cautère dans la crainte que le contact de l'instrument incandescent ne déterminât la nécrose des cartilages, et je voulus dénuder la trachée avec la sonde cannelée. Le résultat ne répondit pas à mes espérances, car je déchirai avec la sonde une veine située à l'angle supérieur de la plaie, et le sang commença à couler avec abondance. Je donnai alors quel-

ques coups d'éponge pour absterger la plaie, et
je touchai avec le couteau thermique le point
d'où l'hemorrhagie paraissait se faire. Celle-ci
s'arrêta, mais incomplètement. J'ouvris alors la
trachée *avec le bistouri* et plaçai la canule à
l'aide du mandrin conducteur de Péan. L'opération avait duré *deux minutes* : j'insiste sur ce
fait, car c'est surtout dans la trachéotomie que
la question de temps peut avoir une grande
importance. Tout s'était passé de la manière la
plus satisfaisante, et le docteur Lugeol ne put
s'empêcher de faire remarquer aux élèves qui
nous entouraient la supériorité de ce mode opératoire. L'enfant mourut au bout de dix-huit
heures : la canule demeura tout le temps fort
sèche et la gêne respiratoire ne fut diminuée que
très peu et momentanément par la trachéotomie.

L'opération dont je viens de rapporter les
détails fut la première pratiquée à Bordeaux; mon
ami le docteur Mauriac n'a fait la sienne que
dix-neuf jours plus tard, et alors que j'avais eu
recours une seconde fois au même procédé (obs.
vii). Je crois même qu'avant le 10 août 1875,
aucun chirurgien n'avait employé le thermo-cautère dans la trachéotomie. Toutefois,
bien qu'implicitement reconnu devant la Société
de chirurgie lorsqu'elle s'occupa de mon travail
« Sur la trachéotomie par le thermo-cautère »,

2

ce fait me paraît importer fort peu. Une telle priorité ne peut guère être légitimement réclamée, puisque, la question d'instrument étant réservée, il ne s'agit que de la mise en pratique de la méthode de M. le professeur Verneuil.

OBSERVATION IV. — X..., Williams, âgé de 8 ans, est apporté le 3 septembre, à l'hôpital Saint-André, où il est placé dans le pavillon des grands payants. Cet enfant a été vu à Pauillac par les docteurs Alibert et Legendre, qui, en présence de la marche rapide de la maladie, ont donné aux parents le conseil de le transporter à Bordeaux pour y subir la trachéotomie. Je vis le petit malade une heure après son arrivée : les accidents s'étaient notablement amendés et je ne jugeai pas que l'opération fût encore indiquée. Je prescrivis le tartre stibié à doses fractionnées (médication qui a donné à M. Bouchut et qui m'a donné à moi-même de forts beaux résultats). La journée du 4 se passa bien, et on pouvait espérer que l'opération serait évitée, quand, dans la matinée du 5, des accidents de suffocation se produisirent ; ils augmentèrent avec rapidité, et l'intervention chirurgicale devint inévitable. L'auscultation à ce moment faisait reconnaître, en arrière du sommet du poumon, un bruit de drapeau extrêmement manifeste. L'opération fut pratiquée avec le thermo-cautère, en présence de mes confrères et amis les docteurs Oré et Lande. »

Les choses ne se passèrent pas aussi simplement que dans les deux observations précédentes. Quand le cautère me fut remis, il était au rouge blanc ; aussi l'incision de la peau se fit-elle comme avec un bistouri et une grosse veine commença à donner. Je laissai alors refroidir le cautère, puis après avoir abstergé la plaie aussi bien que je le pus, c'est-à-dire incomplètement, je touchai le vaisseau béant avec le couteau thermique, mais je fus obligé d'y revenir plusieurs fois avant de suspendre l'hémorrhagie. Elle s'arrêta enfin, et je pus continuer l'opération sans encombre. Quand j'en fus arrivé à ouvrir la trachée, *la plaie était absolument sèche.* J'incisai alors le conduit trachéal avec le bistouri, sans qu'il se produisît d'écoulement sanguin ; mais j'eus quelques difficultés pour introduire la canule, et je fus obligé d'abandonner le mandrin de Péan pour me servir de la pince dilatatrice ordinaire. L'opération avait duré *trois minutes.*

Jusqu'au 11 septembre, l'état de l'enfant fut des meilleurs : réaction très-modérée, les deux premiers jours ; appétit conservé, gaieté habituelle, respiration aisée, calme, profonde, aucun râle à l'auscultation. La plaie était recouverte d'une eschare grisâtre, épaisse ; les bords en étaient modérement écartés. Toute manifestation diphthérique avait disparu du côté de la gorge

Le 11 au matin, je trouvai l'enfant fatigué, inquiet, la respiration était pressée ; la percussion me fit reconnaître du côté droit une matité légère, et je constatai, à l'oreille, une diminution du murmure respiratoire. La gêne respiratoire s'accrut dans la journée ; la canule, jusque-là très-humide, devint sèche ; la matité et l'obscurité de la respiration se marquèrent à droite, le côté gauche restant sain. Je fis alors appliquer à droite deux vésicatoires, l'un en avant, l'autre en arrière ; mais les accidents n'en suivirent pas moins une marche rapide, et le 12 au matin (c'est-à-dire au septième jour de l'opération) le petit malade succombait après une horrible agonie.

La veille de la mort, l'eschare avait commencé à s'éliminer par places où l'on apercevait un bourgeonnement de bonne nature.

Observation. V. — Angela Faderne, âgée de 3 ans, est apportée à l'hôpital Saint-André le 12 octobre 1876. Depuis trois jours, elle présentait les signes d'une angine diphthéritique, mais c'est seulement dans les deux dernières heures que les accidents laryngiens ont fait leur apparition. Quand je la vois (1 heure du matin), la gêne respiratoire est extrême ; la face de l'enfant est violacée et bouffie ; les lèvres sont livides. Le tirage sus et sous-sternal est très-marqué ; l'auscultation ne fait reconnaître aucun autre

signe que la diminution du murmure respiratoire. D'ailleurs l'enfant, surprise au milieu d'une
santé parfaite, est robuste et possède un notable
embonpoint.

Je pratiquai immédiatement la trachétomie, en
me servant, comme dans les cas précédents, du
thermo-cautère. Je fis une incision assez longue,
descendant jusqu'à la fourchette sternale : les
parties molles furent sectionnées *sans qu'il s'écoulât une goutte de sang*. Arrivé sur la trachée, je la
dénudai à l'aide du thermo-cautère que je promenai lentement sur la face antérieure des cartilages, mais sans exercer de pression; puis je
l'ouvris avec le bistouri. La muqueuse fournit
alors une très-petite quantité de sang qui fut re-
jetée par un léger effort de toux. La canule fut
introduite à l'aide du mandrin de Péan.

L'enfant mourut deux jours après : l'autopsie
montra les poumons envahis par l'exsudat diph-
térique, mais sans aucune trace de sang ou de
caillots dans les bronches.

OBSERVATION VI. — Le 7 décembre 1876, je fus
prévenu par l'interne de garde qu'on venait d'apporter à l'hôpital une enfant de 18 mois, Céline
Constant, atteinte du croup. Depuis une dizaine
de jours, les parents avaient remarqué que Céline avait un certain enrouement; la toux était
rare, etouffée; dans les dernières nuits, l'enfant
avait été prise plusieurs fois de crises de suffoca-

tion. Forte et très-développée pour son âge, elle avait d'abord résisté au mal, mais bientôt apparurent dans la gorge et au pourtour des narines des plaques de diphtérie, et, la nuit qui précéda l'entrée dans nos salles, les accidents asphyxiques se montrèrent avec une telle violence que les parents crurent deux ou trois fois que l'enfant allait y succomber. Ces accidents persistaient encore quand je la vis, et rendaient nécessaire une opération immédiate. Trachéotomie avec le thermo-cautère : section de la peau et des parties molles *sans la moindre hémorrhagie;* ponction de la trachée avec le bistouri, Je place la canule à l'aide du mandrin de Péan.

La respiration se rétablit aussitôt, et l'enfant, opéré à dix heures du matin, passa la journée dans le plus grand calme; mais la canule demeurait sèche et la fièvre toujours ardente. La respiration s'engagea vers le soir et l'auscultation fit reconnaître un envahissement des poumons. La mort arriva le 8 décembre dans la soirée.

Les observations précédentes permettaient d'apprécier les résultats immédiats de l'application du thermo-cautère à la trachéotomie, mais les malades ayant succombé, comme cela n'arrive que trop souvent dans les opérations nécessitées par le croup, et la mort ayant été fort prompte, sauf dans l'observation V, les suites de l'opération n'avaient pu être établies. Je fus plus

heureux dans deux autres faits où l'opération fut
pratiquée chez des snjets dont l'un était sorti de
l'enfance et dont l'autre avait atteint l'âge adulte :
il me fut alors loisible d'étudier le mode d'élimi-
nation des eschares et de cicatrisation de la
plaie.

OBSERVATION VII. — Le 26 août, je fus appelé
par mon confrère et ami le docteur Bosc pour voir
en consultation Mme X..., atteinte de tubercu-
lose pulmonaire et qui présentait depuis quelques
jours des accidents laryngiéns d'une certaine
gravité. Dans la nuit précédente, elle avait eu
plusieurs crises de suffocation ; le cornage était
très-marqué, il y avait du tirage sus et sous-sternal ; la respiration s'entendait faiblement à droite
et en arrière, et à gauche les signes stéthoscopi-
ques annonçaient un envahissement complet du
poumon par les tubercules. Cependant, au moment
où nous voyions le malade, l'asphyxie n'était pas
imminente, et nous résolûmes d'attendre ; rendez-
vous fut pris pour le soir.

En arrivant à neuf heures, nous trouvâmes la
famille dans la désolation : la malade venait d'a-
voir une crise de suffocation dans laquelle on avait
craint de la voir passer ; elle gisait épuisée sur son
lit ; son pouls était irrégulier ; la face et surtout les
lèvres cyanosées ; le cornage et le tirage avaient
augmenté. L'opération s'imposait : je la pratiquai, avec l'aide du docteur Bosc et de M. Dauzats,

interne de l'hôpital Saint-André, en employant le thermo-cautère. Cette fois encore, je dénudai la trachée avec le couteau thermique lui-même ; aussi me fut-il possible de l'ouvrir sans qu'il s'écoulât *une goutte de sang*. La canule fut placée avec le mandrin de Péan. L'opération avait duré *une minute*.

Je laisse de côté les suites de l'opération qui furent bonnes : la malade put prendre quelque nourriture ; elle dormit profondément la nuit suivante, et quand je la vis, au sixième jour, elle nous exprima sa reconnaissance du soulagement que nous lui avions procuré. Je crois important de mentionner l'état de la plaie : au sixième jour, elle était encore recouverte d'une eschare : l'écartement de ses bords était assez considérable ; il mesurait 2 centimètres et conservait cette dimension jusqu'au niveau de son extrémité inférieure. La trachée paraissait, au fond de la plaie, tapissée par une couche de pus. J'enlevai ce jour-là la canule. J'ai revu la malade au vingtième jour ; la plaie est rosée, bourgeonnante, très-rétrécie ; la trachée ne peut plus être aperçue. A aucun moment, les lèvres de la plaie ne présentèrent de gonflement exagéré. La malade succomba bientôt au progrès de son affection.

OBSERVATION VIII.—Marie X., âgée de quatorze ans, de petite taille, mais robuste et fortement constituée, entre le 20 septembre 1876 à l'hôpital

Saint-André, salle 5, lit 16, pour y être traitée d'une affection vénérienne. Il y a une dizaine de jours qu'elle a été contaminée dans une tentative de viol.

L'examen des parties génitales montre la grande lèvre droite rouge, considérablement œdématiée, et présentant en dedans une ulcération, taillée à pic, à fond grisâtre, et reposant sur une base largement indurée. Cette ulcération est indolente au toucher; elle mesure environ deux centimètres et, demi. Les ganglions inguinaux des deux côtés sont engorgés, mais non douloureux. Il existe aussi de l'induration des ganglions cervicaux.

M. le professeur Lanelongue, dans le service duquel se trouve la malade, porte le diagnostic de syphilis, et institue d'emblée le traitement général par le mercure. L'ulcération est pansée avec la poudre de calomel et le vin aromatique ; elle guérit au bout de dix jours, mais il persiste encore de l'œdème et de l'induration de la grande lèvre.

La malade est gardée en observation.

Le 24 octobre, elle accuse de vives douleurs dans le pied droit ; on constate sur le dos du pied, au niveau de la région tarsienne, du gonflement et un peu de rougeur ; mais tout disparaît sous l'influence de deux bains sulfureu x.

Le 30, une éruption roséolaire apparaît sur

toute la surface du corps; elle persiste pendant huit ou dix jours. La malade accuse au début de la céphalalgie et présente une fièvre légère.

A peine les taches s'étaient-elles effacées qu'il se fait (12 novembre) une éruption d'echthyma d'abord localisée aux régions du coude et du genou, où deux ou trois pustules apparaissent dans le sens de l'extension ; l'éruption se généralise les jours suivants et les pustules se montrent à la lèvre et sur différents points du corps. A mesure que les croûtes se déssèchent et tombent, de nouvelles pustules naissent sur d'autres endroits. La malade accuse des douleurs vives dans la gorge et une grande gêne de la déglutition ; la voix est un peu nasonnée. L'examen de la gorge fait reconnaître l'existence d'une plaque muqueuse sur l'amygdale gauche.

15 novembre. — Les accidents du côté de la gorge ont augmenté ; l'isthme du gosier est envahi dans son entier ; les plaques muqueuses occupent toute la surface de l'amygdale gauche, une portion de la droite, les piliers du voile.

17 novembre. — L'enfant éprouve un peu de gêne respiratoire, l'inspiration nécessitant un effort assez vif, tandis que l'expiration est aisée et brusque ; un peu de tirage sus-sternal. La toux est rauque ; la voix, jusqu'alors conservée, est presque entièrement éteinte.

Cet état persiste sans aggravation jusqu'au

20 novembre ; ce jour-là les accidents se caractérisent. Une toux convulsive et par accès s'établit : la dyspnée est très-forte.

22 novembre. — Les plaques muqueuses de la gorge ont entièrement disparu ; il n'en existe qu'une très-petite sur l'amygdale droite. Le cornage est extrêmement marqué, la voix éteinte ; la dyspnée se montre par crises, où elle va jusqu'à l'orthopnée.

On prescrit un vomitif.

A 3 heures, l'asphyxie a fait des progrès, et les crises de suffocation se sont rapprochées ; pendant ces crises, la face et les extrémités prennent une coloration violacée ; l'enfant, dans l'intervalle, demeure affaissée.

A 9 heures du soir, une crise de suffocation se déclare avec une telle violence que la mort paraît devoir en être le résultat. L'enfant se relève cependant, mais, appelé aussitôt, je décide la trachéotomie.

C'est encore au thermo-cautère que j'ai recours pour le premier temps de l'opération. L'incision des téguments et des parties molles pré-trachéales se fait avec la plus grande facilité. Lorsque j'arrive sur le plexus veineux thyroïdien, une veine volumineuse, incomplétement oblitérée, fournit un peu de sang ; je me contente d'absterger la plaie avec une éponge et j'applique le cautère sur le vaisseau béant. L'hémorrhagie s'arrête aussitôt. Une autre particularité de l'opération a été de voir le tissu graisseux, fort abondant, se fondre, et cette graisse liquide bouillonner sous l'influence de la chaleur ; il m'a suffi d'employer l'éponge, comme s'il s'était agi de sang. Introduction de la canule avec le mandrin de Péan.

Deux heures après, je revois l'enfant qui est très-bien et dort d'un sommeil calme. La respiration est à 24, le pouls à 100.

23 novembre. — La respiration est régulière, mais le pouls conserve sa fréquence. L'enfant a pris quelque nourriture. L'aspect de la plaie mérite d'être noté : les lèvres en sont très-écartées et recouvertes par une eschare mince, d'une coloration jaunâtre. Il existe deux petites phlyctènes sur les téguments du côté droit ; elles doivent être dues au contact de quelques gouttes de graisse chaude. La réaction locale est d'ailleurs nulle. La jeune malade n'accuse point de douleurs.

Le lendemain 24, une hémorrhagie légère se produit dans la matinée, sans que l'on ait touché la canule ; elle est facilement arrêtée par une application d'amadou. Pouls à 110.

25 novembre. — Douleurs assez vives du côté de la plaie ; il existe un gonflement léger tout autour de la plaie, dont les dimensions sont par suite un peu augmentées : elle mesure 4 centi-

mètres dans le sens transversal et 5 centimètres 1[2 dans le sens vertical. Un peu de suppuration. L'odeur du pus est infecte.

27 novembre.— La respiration se faisant très-bien, alors même qu'on obture l'orifice de la canule, j'enlève celle-ci. L'enfant parle aussitôt.

Pansement à la glycérine.

A partir de ce moment, l'eschare de la plaie s'élimine, le bourgeonnement marche avec activité, et la plaie se rétrécit : le 8 décembre, elle ne mesure plus, au niveau de la peau, que 2 centimètres sur 3.

Le 12 décembre, la plaie trachéale est entièrement fermée, et vers la fin du même mois, la cicatrisation était terminée. La cicatrice offre exactement les dimensions d'une pièce de 50 centimes.

Tout accident syphilitique a disparu à ce moment; le traitement général a été d'ailleurs continué sans interruption.

Le malade sort le 15 janvier.

Je rapporterai encore une observation, la dernière en date de celles qui me sont personnelles. Elle n'est pas à coup sûr la moins importante, car elle prouve toute l'excellence du procédé opératoire dont je recommande le choix.

OBSERVATION IX. — Le 20 avril 1877, je fus prié par mon confrère le docteur Durand, de voir l'enfant d'un de ses clients, qui était atteint

de croup. Le début de la maladie remontait à
trois jours et avait été marqué par l'apparition
de quelques plaques diphtéritiques dans le fond
du pharynx ; en même temps l'enfant était pris
d'enrouement, sa respiration devenait gênée et
les ganglions sous-maxillaires s'engorgeaient.
La gêne respiratoire s'accrut rapidement et
revêtit le caractère d'une véritable suffocation,
s'exagérant par moments au point de constituer
des sortes de crises asphyxiques.

Lorsque j'arrivai près du petit malade, je le
trouvai dans l'état suivant : l'enfant est âgé de
trois ans ; il est robuste et bien développé pour
son âge. La face est pâle, livide, les lèvres
cyanosées ; le cou est tuméfié. La respiration ne
se fait qu'avec efforts, et chaque mouvement
inspiratoire détermine dans les régions sus et
sous-sternale un tirage très-marqué. L'auscultation permet de reconnaître une diminution notable du murmure respiratoire, mais rien n'indi-
que encore un envahissement des bronches par la
diphtérie.

Dans ces conditions, la trachéotomie me sem-
bla légitime, ainsi qu'au docteur Durand. Je la
pratiquai en la présence de ce confrère et avec
l'aide de MM. Grégory et Tourou, internes de
l'hôpital Saint-André. L'opération se fit au thermo-cautère. La peau et les parties molles furent
divisées *sans qu'une seule goutte de sang s'écou-*

lât : la trachée dénudée avec le couteau thermique, je la ponctionnai avec le bistouri. A ce
moment encore, il n'y eut point d'écoulement
sanguin ; quelques mucosités s'échappèrent par
l'ouverture trachéale. Je pouvais au fond de la
plaie apercevoir les lèvres de l'incision légèrement écartées, et il me fut ainsi permis de placer
le mandrin conducteur et la canule *de visu*.
L'opération avait duré une minute et demie.

A la suite de l'opération, la respiration se
rétablit promptement ; la cyanose disparut et
l'enfant reprit de la gaieté.

Les deux premiers jours se passèrent dans cet
état, mais dans la nuit du deuxième au troisième
jour, le petit malade commença à éprouver un
peu de gêne respiratoire. Ces accidents augmentèrent dans la journée et l'asphyxie redevint
imminente : même cyanose du visage, même
anxiété, même tirage.

La mort arriva vers la fin du quatrième jour ;
l'autopsie ne put être faite.

Pendant le court espace de temps que je pus
observer le malade, la réaction locale demeura
très modérée ; peu de gonflement et aucune
rougeur. L'eschare était fort peu épaisse ; la
plaie n'était pas plus large que ne l'est, après
que la canule a été portée trois jours, une plaie
ordinaire avec le bistouri.

Certes les observations qui précèdent peuvent,

on en conviendra, être proposées par les partisans
du thermo-cautère comme exemples des avantages que l'on doit espérer de cet instrument
appliqué à la trachéotomie. Résumons les parti-
cularités que l'opération a présentées dans chacun
de ces cas :

Observation III. — La trachée est mise à
découvert sans qu'il s'écoule une goutte de sang ;
c'est seulement alors que j'essaie de la dénuder
avec la sonde cannelée, qu'une veine se déchire
et fournit du sang. A ce moment encore le
thermo-cautère m'est utile parce qu'il me sert à
arrêter l'hémorrhagie, bien qu'incomplètement.
L'opération a été très-prompte ; bien que j'aie
procédé en quelque sorte couche par couche, elle
n'a pas demandé plus de 2 minutes.

Observation IV. — L'incision de la peau se
fait comme avec le bistouri, et l'hémorrhagie est
immédiate ; j'avais employé le couteau au rouge
blanc, et suivant l'expression de Voltolini, il
s'était enfoncé comme du beurre. Encore cette
fois, le thermo-cautère permet de remédier à la
défectuosité du *manuel opératoire*. Quant j'ouvre
la trachée, la plaie est entièrement à sec. Cependant l'opération ne dure en totalité que trois
minutes.

Dans *l'observation V* et *l'observation VI*, il
n'y a pas la moindre hémorrhagie ; même rapidité d'exécution.

L'observation VII ne présente pas un résultat moins satisfaisant.

Dans l'*observation VIII*, la trachéotomie pratiquée en pleine asphyxie se fait avec une hémorrhagie presque insignifiante et que j'arrête aussitôt par la cautérisation.

Enfin l'*observation IX* nous montre une trachéotomie terminée en une minute et demie, et absolument à sec. L'opération fut faite plus simplement et avec plus de facilité qu'elle ne l'eût été sur le cadavre.

Notons encore que toutes ces observations ne sont pas relatives à des enfants : dans l'observation VII, il s'agit d'une femme de vingt-huit ans, et, dans l'observation VIII, d'une jeune fille de quatorze ans, assez grande et robuste.

Dans aucun de ces faits, l'hémorrhagie immédiate, si même il s'en est produit, n'a été inquiétante ; jamais elle ne m'a obligé à précipiter l'opération. L'ouverture de la trachée a toujours pu être pratiquée alors que la plaie était entièrement à sec, ou du moins alors que l'écoulement de sang était insignifiant. De là une grande facilité pour l'introduction de la canule, et l'absence de ces quintes de toux, de ces crises de suffocation qui accompagnent d'ordinaire l'ouverture de la trachée et la pénétration du sang dans le conduit aérien. Chez le sujet de l'observation IV, le plexus veineux thyroïdien était incontestablement

très-développé; si j'avais fait la trachéotomie par
^{l}a méthode sanglante, quels dangers n'auraient
pas courus l'enfant, quand j'ai été obligé de m'y
reprendre à deux fois pour placer la canule! Au-
rais-je été aussi heureux que M. Paulet, et mon
malade n'aurait-il pas succombé? En tout cas,
je serais passé par bien des inquiétudes que le
thermo-cautère m'a épargnées.

Mais, objectent les adversaires de la méthode,
ce n'est pas seulement l'hémorrhagie immédiate
qui est à craindre avec le cautère galvanique ou
thermique : c'est encore et surtout l'hémorrhagie secondaire.

« J'admets volontiers, disait M. Krishaber, en
1874, qu'il est aisé d'arrêter une hémorrhagie
veineuse et qu'on peut aussi arrêter une hémorrhagie artérielle en appliquant sur les tissus
environnant le vaisseau divisé et sur celui-ci le
galvano-cautère chauffé en rouge sombre, mais
*ce qui reste encore à démontrer, c'est la possibilité
d'empêcher dans ce cas l'hémorrhagie de se re-
produire.* »

Comme M. Verneuil lui-même a reconnu que
c'était là une objection sérieuse, il convient d'é-
tablir jusqu'à quel point la crainte d'une hémorrhagie secondaire est justifiée. Sur nos sept faits,
trois fois, l'opération s'est accompagnée d'un
écoulement immédiat de sang (obs. III, IV,
VIII); une seule fois, il y a eu une hémorrhagie

secondaire (obs. VIII) ; elle fut d'ailleurs insignifiante et il suffit d'un peu d'amadou pour l'arrêter. A ne considérer que les cas où l'opération s'accompagna d'une hémorrhagie primitive, la proportion serait donc d'un tiers et par suite très-élevée, mais il convient de l'abaisser en envisageant en bloc les sept faits, car l'hémorrhagie secondaire peut tout aussi bien se produire consécutivement à une opération faite à blanc (cas de Labric) : la proportion n'est plus alors que de un sur sept.

Un dernier reproche a été formulé contre l'emploi du *tranchant rougi* dans la trachéotomie ; il est plus spécial à l'opération pratiquée chez l'enfant. « Le thermo-cautère, avait dit une première fois M. de Saint-Germain à la Société de chirurgie, est excellent chez les adultes, mais non chez les enfants, puisqu'il détermine la formation de grandes eschares qui donnent au bout de quelques jours une large plaie. » Cette critique a depuis été reproduite avec une vivacité plus grande par M. Després. M. Paulet a également insisté sur le danger de la brulure produite par le thermo-cautère et qui, dans la plaie, peut présenter tous les degrés, tout en déterminant dans les parties voisines, du menton au thorax, une rougeur érysipélateuse. « Dans ces conditions je ne puis pas, dit M. Paulet, ne pas redouter les eschares. » Or, dans aucun des faits qui me sont personnels, les eschares ne m'ont inquiété par leur étendue ou leur profondeur. Les observations IV, VII, VIII, sont surtout instructives, puisque les malades ont pu être suivis longtemps ou ont guéri ; leur lecture montre que la réaction locale a été nulle, que la cicatrisation des tissus atteints par le couteau a été obtenue pour les parties profondes au vingtième jour (obs. VII et VIII), pour la peau après un peu plus d'un mois (obs. VIII) ; mais bien avant, la trachée était cicatrisée. Je ne crois guère que l'opération, faite par le bistouri, demande moins de temps pour arriver à la cicatrisation.

Tel n'est point toutefois l'avis de M. de Saint-Germain qui, dans le bienveillant rapport qu'il a fait sur mes six premières observations, se prononce formellement contre cette manière de voir. « Quant à la question des eschares, j'avoue, dit M. de Saint-Germain, être beaucoup moins optimiste que M. Poinsot et je lui reproche de conclure à ce sujet d'une manière un peu hâtive. Sur ses six observations, trois doivent être éliminées à cause de la mort rapide, et nous trouvons dans les trois autres des escharres de deux centimètres, des plaies de quatre centimètres et demi de large sur cinq centimètres et demi de long, ce qui constitue une ouverture presque circulaire. M. Poinsot ajoute que deux de ses malades ont guéri, je l'accorde ; mais il n'en est pas moins

vrai qu'il ont dû lui inspirer longtemps de sérieuses inquiétudes ; si je rapproche ces faits des
cas observés par moi, je ne puis m'empêcher de
constater une disposition constante et déplorable
à la formation des escharres.... Je crois, pour
ma part, que là se trouvera la grande pierre d'a-
choppement au développement de la thermo-
trachéotomie. »

A l'autorité incontestable de M. de Saint-
Germain, j'opposerai celle de MM. Verneuil et
Krishaber, converti aujourd'hui à la méthode
thermique. « Si, avec le thermo-cautère, la cicatrisation est plus longue. c'est, dit M. Verneuil,
un résultat peu important. Ne voit-on pas, chez
les enfants opérés par le bistouri des plaies d'un
horrible aspect, un œdême considérable, de l'em-
physème ? » — « La béance de la plaie, dit de son
côté M. Krishaber, je l'ai observée sur des trachéotomies faites entièrement au bistouri. Elle est
certainement plus considérable après les procédés
thermiques, mais je n'y attache pour mon compte
aucune importance, ayant vu que la cicatrisation s'opérait néanmoins *dans le même laps de
temps, ou à peu près, que lorsque la plaie est
faite au bistouri.* » Ces réflexions si justes sont
confirmées chaque jour par les résultats de la
pratique. Il n'est pas de chirurgien qui n'ait vu
quelquefois, à la suite de l'emploi du bistouri, la
plaie de la trachéotomie se renverser sur ses bords

et augmenter de dimension dans des proportions même considérables, tandis que les parties voisines se tuméfiaient plus ou moins? Pour ne citer qu'un exemple, de ceux qui me sont personnels, j'ai observé, chez un enfant de deux ans et demi, un œdème énorme de toute la région antérieure du cou « du menton au thorax » avec une rougeur érysipélateuse, et un tel renversement des lèvres de la plaie que celle-ci ne mesurait pas moins de trois centimètres et demi sur quatre centimètres, affectant ainsi cette forme circulaire dont M. de Saint-Germain paraît affecté. La béance de la plaie ne tient pas d'ailleurs exclusivement, comme on a voulu le croire, au mode du traumatisme opératoire, et il est, suivant la remarque de M. Krishaber, une circonstance dont il convient de tenir un compte plus exact. Quand, rappelant devant la Société de chirurgie une opération de trachéotomie dans laquelle la plaie était réunie dès le lendemain, M. Desprès a voulu se faire de cette cicatrisation hâtive un argument contre la thermo-trachéotomie, personne ne s'est avisé de lui observer qu'un tel résultat n'est possible que dans le cas particulier où il s'était trouvé, c'est-à-dire lorsque l'opération a pour but l'extraction d'un corps étranger.

En effet, « la plaie de la trachéotomie se comporte très-différemment selon qu'il est nécessaire ou non de maintenir la canule. Lorsqu'il s'agit de corps étrangers, et que ce corps étranger est retiré par la plaie, celle-ci, abandonnée à elle-même, tend à se cicatriser rapidement, sinon toujours par première intention. Il en est encore de même dans les cas où la canule a séjourné quelques jours seulement, comme cela a lieu dans l'œdême aigu ou le spasme de la glotte. Mais les choses ne se passent pas de même quand la trachéotomie est faite pour des maladies chroniques du larynx, quelle qu'en soit la nature, et qu'il devient nécessaire de maintenir la canule en place indéfiniment. Il ne faut pas oublier qu'en somme cette canule est un corps étranger extrèmement volumineux au milieu d'une plaie pénétrante et étendue. C'est ordinairement vers le sixième ou le huitième jour que commence la béance des bords de la plaie, qui s'accuse de plus en plus pendant plusieurs jours et se rétracte avec une lenteur extrême » (Krishaber).

Or, chez nos deux malades, la canule ne fut enlevée qu'après le huitième jour, à ce moment où la béance de la plaie est le plus prononcée, et je crois pouvoir, d'accord avec M. Krishaber, faire jouer dans ce fait le plus grand rôle à la présence du corps étranger. D'ailleurs je déclare, pour la deuxième fois, que je n'ai pas éprouvé un seul instant les inquiétudes que me prête M. de Saint-Germain ; mais j'avouerai aussi que l'état de mes malades ne fût jamais aussi effrayant que semble l'avoir compris l'éminent chirurgien des Enfants. Les dimensions maxima que j'ai indiquées s'appliquaient à la plaie mesurée au niveau de la peau, mais elles étaient bien loin de se maintenir dans la profondeur, où la plaie présentait seulement la largeur nécessaire à la réception de la canule.

Aussi les choses se passèrent-elles fort simplement au point de vue de la cicatrisation ; les lèvres de la plaie trachéale, qui ne s'était accompagnée d'aucune perte de substance, se réunirent les premières ; le fond de la plaie des tissus mous bourgeonnea, ce bourgeonnement recouvrit la trachée et monta peu à peu jusqu'à la surface, pendant que la plaie superficielle, qui formait une sorte de limbe autour du conduit artificiellement créé, se cicatrisait en même temps, mais par un processus isolé. Dans ces conditions, je ne pouvais craindre le retrécissement de la trachée ni de la voir *brisée* (?) par la cicatrice extérieure se rétractant comme après une brulûre (Desprès). L'événement m'a prouvé depuis combien de semblables craintes eussent été mal fondées, car j'ai pu revoir la jeune fille qui fait le sujet de l'observation VIII et, après 8 mois, elle ne présente aucun des accidents consécutifs qu'on a regardés comme devant se produire fatalement après la thermo-trachéotomie.

La question des eschares ainsi mise de côté, je

tiens à dire un mot d'un phénomène que j'ai
signalé le premier et qui me paraît fort avanta-
geux, bien loin de constituer un inconvénient,
comme l'ont cru certains chirurgiens qui l'ont
vérifié après moi : je veux parler de l'écartement
primitif des lèvres de la plaie. Dans le procédé
ordinaire avec le bistouri, le chirurgien, procé-
dant lentement et incisant couche par couche les
tissus qui recouvrent la trachée, est obligé, pour
voir le fond de l'incision et éviter les vaisseaux,
de faire écarter les deux lèvres de la plaie à
l'aide d'érignes ou de crochets mousses confiés à
des aides. Ces crochets dérapent quelquefois et
ont besoin d'être remis en place, perte de temps
insignifiante en elle-même, mais qui emprunte
une grande importance des conditions où l'opération est pratiquée.

En outre (et la chose mérite considération,
quand on opère en dehors d'un grand hôpital),
cette partie du manuel opératoire nécessite l'ad-
jonction d'un certain nombre d'assistants expéri-
mentés. Il n'en est plus ainsi avec le thermo-
cautère ; la peau incisée et le couteau thermique
ayant commencé à intéresser le tissu cellulaire
sous-cutané, les deux lèvres de la solution de continuité s'écartent d'elles-mêmes ; à mesure que
l'on gagne vers la profondeur, cet écartement se
prononce, les tissus superficiels faisant en quelque sorte corps avec les tissus profonds et l'écar-

tement immédiat des premiers se trouvant augmenté de tout l'écartement des seconds : lorsqu'on arrive sur la trachée, on l'aperçoit distinctement suivant les mouvements de déglutition, et, lorsqu'on l'a incisée, il est le plus souvent possible d'introduire la canule *de visu* (obs. IX) et sans être obligé de guider sur le doigt la pince dilatatrice ou le mandrin conducteur.

Ici encore je me trouve en désaccord avec M. de Saint-Germain qui est convaincu que cet écartement spontané de la plaie doit être porté à la charge du thermo-cautère et non point à son bénéfice. « Etant donné, dit-il, que le beau idéal d'une trachéotomie soit un parallélisme parfait entre la plaie cutanée et la plaie trachéale, je crois qu'on s'écarte de plus en plus de cet objectif en produisant cette solution de continuité à étages, cette espèce de feuilleté qui, dans mon opinion, ne peut que contribuer à l'élargissement de la surface suppurante. » Je crains bien que M. de Saint-Germain n'ait pas, sur ce point, compris ce que je voulais dire.

Il n'a jamais été question, pour moi, de solution de continuité à étages et je n'ai pas observé le feuilleté qu'il redoute. J'ai vu et j'ai dit que les tissus superficiels commençaient par s'écarter et que l'écartement des tissus profonds augmentait l'écartement primitif de ceux plus rapprochés de la peau, mais sans que la plaie affectât aucune disposition en gradins : seulement la plaie est en entonnoir, comme doit l'être celle avec le bistouri. La différence capitale, c'est que, dans ce dernier cas, on est obligé de produire avec des érignes l'écartement, qui se manifeste spontanément avec le couteau thermique. Quant au reproche de ne point conserver le parallélisme toujours désiré entre la plaie de la peau et celle de la trachée, j'avoue ne le pas bien comprendre. En quoi l'élargissement de la plaie cutanée empêche-t-il ce résultat ? Ne sera-t-il pas au contraire bien plus facile alors d'inciser la trachée dans l'axe même de la plaie des tissus mous ? Ce sont là des questions auxquelles la réponse est si naturelle que nous n'y insisterons pas.

Je me suis contenté jusqu'ici d'examiner les objections les plus importantes faites à la thermo-trachéotomie ; il en est d'autres que je passerai sous silence, parce qu'il serait difficile de leur donner un caractère sérieux. N'a-t-on pas en effet reproché à la méthode thermique d'exposer à la brulûre si on veut conduire l'instrument sur le doigt ? N'a-t-on pas considéré comme un désavantage l'absence d'hémorrhagie pendant l'opération ? Ce sont là propos en l'air qui ne méritent pas d'ê re discutés et que je n'eusse point rappelés s'ils n'avaient été tenus au sein même d'une société savante.

Je n'ai jusqu'à présent envisagé les **accidents**

de la trachéotomie « par le tranchant rougi » que
dans les observations qui me sont personnelles,
mais on pourrait m'objecter leur nombre res-
treint, et il convient, pour éviter ce reproche, de
rechercher quels résultats ont été obtenus par
les autres chirurgiens au triple point de vue de
l'hémorrhagie immédiate, de l'hémorrhagie secondaire et des eschares.

Les mémoires ou recueils qu'il m'a été donné
de consulter m'ont fourni 45 faits de trachéotomie par le cautère galvanique ou thermique :
18 fois on a eu recours au galvano-cautère,
27 fois l'instrument de Paquelin a été employé.

Je mentionne brièvement le nom des chirurgiens qui ont opéré et le nombre des opérations
faites par chacun d'eux.

Des 18 trachéotomies par le galvano-cautère,

6 appartiennent à M. Verneuil (5 sont rapportées dans le mémoire de M. Bourdon ; la
sixième l'a été par M. Verneuil lui-même, dans
son rapport sur le mémoire de M. Krishaber,
p. 628).

2 à Burns père (*Berliner Klinische Wochens-
chrift*, 30 décembre 1872, n. 53, p. 634).

1 à Voltolini (*Berlin. Klin. Wochens.*, 11 avr.
1873, n. 15, p. 174).

5 à M. Krishaber (*Mémoires de la Société de
chirurgie*, t. VII, p. 796 ; *Annales des maladies*

de l'oreille et du larynx, 1er mai 1876, t. II, p. 67).

2 à M. Labric (rapport de M. Verneuil, *in Mém. de la Soc. de chir.*, p. 629-638).

1 à M. Bourdon (*Arch. gén. de Médecine*, 6e série, t. XXI, p. 62).

1 à M. Tillaux (Héral, *Thèse de Paris*, 1874, n. 108, p. 45).

Des Trachéotomies par le thermo-cautère :

2 appartiennent à M. Verneuil (Communication écrite. — *Bulletin de la Société de Chirurgie*, 1877, juillet, 6, p. 588).

1 à M. Tillaux (*Bulletin de la Société de Chirurgie*, 11 avril 1877).

1 à M. Labric (*Ibid.*)

2 à M. Gilette (*Ibid.*)

3 à M. Denucé, de Bordeaux (*Ibid.*)

2 à M. Mauriac, de Bordeaux (*Gazette Médicale de Bordeaux*, 20 septembre 1876, n. 18, p. 357. — *Bordeaux Médical*, 1876, 5 juin, p. 182).

3 à M. Krishaber (*Annales des Maladies de l'Oreille et du Larynx*, novembre 1876. — *Bulletin de la Société de Chirurgie*, 1877, séances du 18 juin et du 14 novembre).

1 à M. Dudon, de Bordeaux (*Bordeaux Médical*, 1877, p. 183).

2 à M. Lande, de Bordeaux (*Ibid.*, 1877, p. 158. — Observation inédite).

3 à M. Dubourg, de Bordeaux (Communication écrite).

7 me sont personnelles et ont été rapportées plus haut (les 3 premières ont été publiées dans la *Gazette Médicale de Bordeaux,* du 20 septembre 1876),

Comme entre le galvano-cautère et le thermocautère il n'existe, au point de vue de la trachéotomie, d'autre différence qu'une plus ou moins grande facilité d'emploi, les deux séries peuvent sans inconvénient être réunies. Même aux 45 faits précédents, il paraît plausible d'ajouter celui d'Amussat, bien que ce chirurgien ait eu recours à l'anse galvanique et non plus au couteau.

Sur ces 46 trachéotomies, l'hémostase a été absolue, au moment de l'opération, dans le fait d'Amussat, 3 faits de Verneuil (obs. III, IV, du mémoire de Bourdon ; observation inédite), le fait de M. Bourdon (obs. V de son mémoire), 2 faits de M. Krishaber (obs. III de son mémoire ; premier fait communiqué à la Société de chirurgie), le deuxième fait de M. Labric, un des faits de M. Tillaux (thèse de Héral), 1 fait de M. Dudon et 4 des miens (obs. V, VI, VII, XI). Je crois qu'on peut encore joindre à cette liste le fait de M. Verneuil, présenté à la Société de chirurgie par M. Paulet, puisqu'il n'y est nullement fait mention d'une hémorrhagie quelconque. Le nom-

bre des succès complets et entièrement indiscuta-
bles se trouve ainsi porté à 20.

Est-ce à dire que les 26 autres faits doivent
être considérés comme des insuccès de la méthode ? Ce serait là une conclusion précipitée qui
nous ferait regretter d'avoir poussé le scrupule
jusqu'à ne pas ranger parmi les succès complets
les observations dans lesquelles il n'a été perdu
qu'une très petite quantité de sang. C'est ce qui
arriva dans le premier fait de M. Verneuil où il
ne s'écoula que 40 à 50 gouttes de sang (obs. I du
mémoire de Bourdon). Chez sa seconde opérée,
M. Verneuil put sectionner les tissus mous, dénuder et ouvrir la trachée sans une goutte de sang :
il se fit une hémorrhagie insignifiante au moment
de l'introduction de la canule (obs. II, mém.
cité). Voltolini constata aussi un écoulement
sanguin sans importance. «A un moment, dit le
chirurgien de Breslau, il se fit une hémorrhagie
par une grosse veine ; un simple tamponne-
ment avec l'éponge l'eût bientôt réprimée».
M. Krishaber ne fut pas moins heureux ; la première fois qu'il eut recours au galvano-cautère,
il y eut une légère hémorrhagie à la suite de la
section d'une artériole, mais le vaisseau ne fut
pas lié ; touché par la surface plate du couteau
galvano-caustique, il cessa immédiatement de
donner du sang (obs. I, *Mém. de la Société de
chirurgie*). L'observation V du même chirurgien

mentionne une hémorrhagie qui s'arrête par là cautérisation après avoir fait perdre au malade une petite cuillerée de sang. Dans le premier fait où il employa le thermo-cautère, l'hémorrhagie fut très-peu abondante et la plaie était à sec quand la canule fut placée. M. Gilette a eu du sang une fois, mais « bien moins qu'il n'en aurait eu avec le bistouri. » M. Denucé, opérant sur un enfant, voit une hémorrhagie se produire lorsqu'il divise le plexus veineux thyroïdien, mais le sang s'arrête par la cautérisation. Un écoulement de quelques gouttes de sang est noté dans le premier fait de M. Labric (rapport de M. Verneuil).

Lande, chez ses deux opérés, n'eut pas une goutte de sang jusqu'à l'incision de la trachée, qui, suivant la pratique la plus généralement adoptée, fut faite avec le bistouri ; à ce moment il vint quelques gouttes de sang, mais cette petite hémorrhagie s'arrêta aussitôt. Il en fut de même dans un des faits de Dubourg ; dans un autre, au contraire, l'hémorrhagie (comme dans mon observation IV) se produisit dès le début et tenait à l'élévation exagérée de la température du couteau. Elle est réprimée par l'application sur le vaisseau du cautère porté seulement au rouge sombre.

Personnellement, trois fois j'ai eu affaire à une hémorrhagie qui fut toujours de peu d'im-

portance: dans l'observation III, après être arrivé
sur la trachée par une opération exécutée entièrement à blanc, j'abandonne le thermo-cautère
pour dénuder la trachée avec la sonde cannelée :
une grosse veine est ouverte, et alors le thermo-
cautère me sert à réparer cette faute opératoire.
N'est-ce donc point là un résultat heureux ?
L'hémorrhagie de l'observation IV tenait uni-
quement au degré de température auquel avait
été élevé le cautère ; il me suffit de le laisser
refroidir pour lui rendre toute sa puissance
hémostatique : quand j'incisai la trachée, la plaie
était absolument sèche. Même complication ,
même conduite et même résultat dans l'observation VIII. Certes, si de tels faits ne peuvent
être considérés comme des succès absolus au
point de vue de la valeur hémostatique du thermo-cautère, ils peuvent, à coup sûr, être considérés comme tels au point de vue de la trachéotomie. Quel est, en effet, dans cette opération,
le but que poursuit le chirurgien ? Personne ne
contestera que c'est d'ouvrir la trachée seulement lorsque la plaie est à sec. C'est ce qu'ont
recherché Récamier et Trousseau, ce qui paraissait déjà désirable à Krishaber, alors qu'il con-
damnait le tranchant rougi ; c'est l'avantage que
M. Després avait le plus en vue en préconisant
le procédé ordinaire par le bistouri et les ligatures. Or, dans les seize observations qui précé-

dent, cet arrêt de l'hémorrhagie a toujours été
obtenu, et le chirurgien n'a jamais eu à se préoccuper de l'introduction possible du sang dans
la trachée. Je le répète, et il serait difficile de
n'en point convenir, la trachéotomie peut, à bon
droit, enregistrer ces faits comme ayant donné
des résultats éminemment heureux, et elle se
trouve compter, avec le galvano-cautère ou avec
l'instrument de M. Paquelin, 36 succès sur 46
faits.

Je crois même pouvoir rapprocher des faits
précédents le troisième fait de M. Labric, rap-
porté par M. de Saint-Germain, qui n'a point
fait mention d'accidents hémorrhagiques et qui,
sans doute, n'aurait pas manqué de les signaler,
s'ils s'étaient produits. Un des faits de M. Krishaber (obs. de thermo-trachéotomie présentée
par M. de Saint-Germain), le troisième fait de
Dubourg me paraissent aussi devoir être considérés comme des succès relatifs. Dans le fait de
Dubourg, c'est encore au moment de l'incision
de la peau « qu'une hémorrhagie veineuse se
produit à chaque extrémité de la plaie. J'étais
tombé, dit Dubourg, sur un paquet veineux considérablement gonflé, et le sang, à chaque effort
inspiratoire, s'écoulait en jet comme d'une artère.
A deux reprises, je portai le couteau à chaque
angle de la plaie et l'y laissai quelques instants.
L'hémorrhagie s'arrêta seulement à l'angle supé-

rieur : en bas, l'hémorrhagie devenant inquiétante, je jetai sur le vaisseau une ligature. À
partir de ce moment, le reste de l'opération marche bien : j'arrive sans peine à la trachée que
j'incise avec le bistouri. » Pareille chose est arrivée à M. Krishaber, qui a été obligé de faire deux
ligatures ; cependant la perte sanguine est évaluée
à une petite cuillerée. M. de Saint-Germain, dans
son rapport sur ce dernier fait, dit qu'il ne
peut croire que le fait soit susceptible d'être
porté à l'actif de la thermo-trachéotomie. Telle
n'est point notre opinion. Qu'est-il donc arrivé
dans les deux faits que je viens de résumer? Une
hémorrhagie se produit; l'action hémostatique
du thermo-cautère n'est pas suffisante pour y
mettre fin et le chirurgien est obligé de pratiquer la ligature du vaisseau divisé; mais l'opération s'achève sans encombre, avec la plus grande
sécurité. Que cela prouve contre le thermo-cautère considéré comme agent d'hémostase, je le
veux bien; mais je nie qu'on puisse se faire de
semblables résultats un argument contre son
application à la trachéotomie. Un gros vaisseau
veineux ou une artériole a fourni du sang; mais,
chez des sujets dont le système vasculaire pré-
trachéal était ainsi développé, n'est-on pas en
droit de supposer qu'il existait profondément des
vaisseaux d'un moindre calibre que le bistouri
eût ouverts et qui auraient renouvelé l'hém r-

rhagie? Certes, à ce moment, avec l'imbibition sanguine, on n'eût pu, malgré les plus extrêmes précautions, les découvrir et les éviter, tandis que le thermo-cautère a permis de n'en point faire cas.

Je persiste donc à ranger ces deux faits parmi les succès *relatifs*. J'agirai de même pour l'observation IV de M. Verneuil, où la section d'une artériole entraîne la perte d'un verre à Bordeaux de sang. La ligature est faite et l'opération se termine dans les meilleures conditions. Par ce classement que je crois absolument fondé, le nombre des succès se trouve élevé à 40. Restent 6 faits (Burns, 2 faits; M. Verneuil, 1 fait (observation citée dans son Rapport); M. Krishaber, 2 faits (Obs. II, Obs. IV); dernier fait de M. Tillaux); où l'écoulement sanguin fut assez considérable pour éteindre le couteau galvanique, et où le chirurgien dut achever l'opération avec le bistouri; mais, et il convient d'insister sur ce point, dans aucun des cas, la vie du malade ne fut menacée par le fait du mode opératoire, et la canule une fois en place, les choses se passèrent simplement. En résumé, à ne considérer que l'hémorrhagie immédiate, 46 faits donnent 20 succès tels que le bistouri n'en saurait donner, 20 opérations dont le résultat serait considéré comme excellent, avec tout autre procédé et 6 insuccès : encore l'insuccès se borne-t-il à l'obligation où se trouve le chirurgien de recourir au bistouri qu'il avait mis de côté, et sans être pour cela dans des conditions plus défectueuses que s'il l'avait employé dès le début. Il est bien évident, à lire les faits de M. Krishaber, de M. Verneuil et de M. Tillaux, que l'instrument tranchant aurait déterminé une hémorrhagie notable, et, comme les accidents pressaient, témoins les faits de M. Krishaber, on n'aurait pas eu le temps de pratiquer l'hémostase, et on aurait été obligé de faire précisément ce que l'on a fait, inciser la trachée dès qu'elle aurait été mise à nu sans se préoccuper de l'écoulement sanguin. C'est d'ailleurs, à mon avis, une exception heureuse que de pouvoir, avec le bistouri, n'ouvrir la trachée qu'au moment où la plaie est à sec, et je pense, heureux de me trouver d'accord en cela avec M. de Saint-Germain, que les cas sont rares où il est permis de procéder aussi lentement.

Si le bistouri a dû quelquefois venir en aide au thermo-cautère impuissant, il en a quelquefois aussi reçu un secours analogue. Deux fois, le chirurgien, après avoir employé l'instrument tranchant au début de l'opération, s'est trouvé en présence d'une hémorrhagie inquiétante contre laquelle il a employé la cautérisation à l'aide du couteau thermique. De ces deux observations, la première en date appartient à mon confrère et ami Dubourg, qui m'en a gracieusement communiqué les détails.

L'opération eut lieu le 5 mai 1877 ; elle fut commencée avec le bistouri. « Dès la première incision, m'écrit Dubourg, une hémorrhagie veineuse se déclare à l'extrémité supérieure de la plaie. J'y jette une ligature; mais, comme il s'écoulait toujours une certaine quantité de sang en nappe, je m'armai du thermo-cautère que je promenai chauffé seulement *au rouge sombre* dans toute l'étendue de la plaie et j'eus la satisfaction de voir tout écoulement sanguin disparaître. Je continuai l'opération avec le couteau thermique sans rencontrer de nouvelles difficultés, et, arrivé sur la trachée, je l'incisai avec le bistouri. » Le deuxième fait a été porté à ma connaissance par M. W. Grégory, premier interne de l'hôpital des Enfants. Il s'agit d'un jeune enfant qui avait un noyau de prune dans la bronche gauche. La laryngo-trachéotomie est pratiquée, mais, dès les premiers coups du bistouri, il se déclare une hémorrhagie très-abondante que rien ne peut arrêter. Il fallut recourir au thermo-cautère pour obtenir une hémostase définitive. On ne contestera pas, je suppose, que de tels résultats parlent haut en faveur de la thermo-trachéotomie.

J'ai déjà dit quelle importance on avait accordée à l'hémorrhagie secondaire se produisant à la suite de la trachéotomie pratiquée par le galvano ou le thermo-cautère. « Je constate avec vous, écrivait M. Verneuil à M. Krishaber, je constate la *fréquencc* de ces hémorrhagies tardives dans la trachéotomie, mais je ne l'explique pas ; elle me surprend d'autant plus que je n'ai rien vu de semblable dans les très-nombreuses opérations que j'ai faites jusqu'à ce jour avec le couteau galvanique dans presque toutes les régions du corps, les plus vasculaires y comprises. »

Mais ces hémorrhagies sont-elles vraiment aussi fréquentes que le pensent MM. Krishaber et Verneuil, et, lorsqu'elles se produisent, sont-elles de nature à inquiéter le chirurgien ? C'est surtout ce dernier point qu'il importe d'établir. A ne prendre que les observations où se trouve notée l'absence ou l'apparition d'une hémorrhagie secondaire, sur 39 faits, on en compte 6 avec indication de cet accident. L'hémorrhagie se montrant dans un septième des cas, c'est là une proportion énorme qui devrait faire réfléchir le chirurgien sur les dangers secondaires du procédé auquel il a recours. Mais quelles ont été les suites de cet accident? Dans le fait de Voltolini, « comme plusieurs fois une hémorrhagie secondaire se fit par une veine (qui avait été intéressée dans l'opération), ce point fut bourré de poudre de tannin, ce qui arrêta définitivement le sang. » Le premier opéré de M. Labric eut, au cinquième jour, une hémorrhagie partant de la plaie, qu'on arrêta avec l'amadou, la charpie et le perchlorure de fer. M. Krishaber a eu deux fois affaire à une hémorrhagie consécutive : la première fois (obs I.), il s'agit d'une hémorrhagie artérielle abondante, survenue quelques heures après l'opération : l'arrêt du sang fut spontané.

Dans le second fait (obs. V), « l'hémorrhagie, sans être inquiétante, fut cependant plus abondante que celle constatée pendant l'opération (celle-ci, on le sait, avait été une cuillerée de sang) ». Le premier opéré de M. Tillaux eut, au cinquième jour, une hémorrhagie qui l'inquiéta beaucoup, mais qu'arrêtèrent des applications de glace. Enfin, ma VIII° observation donne aussi l'exemple d'une hémorrhagie secondaire, réprimée par l'application d'une rondelle d'amadou. On le voit, jamais l'hémorrhagie n'a entraîné la mort du malade; jamais elle n'a été inquiétante, en aucun cas elle n'a nécessité d'intervention quelque peu sérieuse. Cependant, si l'hémorrhagie secondaire, fréquente après l'opération par le thermo-cautère, ne s'observait jamais avec le bistouri, elle pourrait fournir un argument sérieux aux adversaires de la méthode. En est-il donc réellement ainsi ? M. Verneuil le croyait lorsqu'il écrivait son rapport sur le mémoire de M. Krishaber. « Cette proportion (des hémor-

rhagies secondaires) est d'autant plus remarquable que l'hémorrhagie secondaire est sinon incon-
nue (M. Millard n'en a jamais observé), au moins
extrêmement rare dans les opérations faites au
bistouri. » Malheureusement, tous les opérateurs
n'ont pas été aussi favorisés que MM. Millard et
Verneuil. André (th. de Paris, 1857, p. 38) et
Bœckel (th. de Strasbourg, 1867, p. 45) citent
chacun un cas d'hémorrhagie secondaire survenue après une trachéotomie faite avec le bistouri.
Sanné a pu réunir 19 observations analogues
(*Du croup après la trachéotomie*, Paris, 1869,
p. 50); même il compte sur ce nombre *onze*
décès causés soit directement par l'hémorrhagie,
soit par l'état d'anémie auquel le malade avait
été conduit. Le 18 avril dernier, M. de Saint-
Germain rapportait devant la Société de chirurgie l'histoire d'une trachéotomie faite au bistouri, en un seul temps, dans laquelle il n'y eut
pas d'hémorrhagie immédiate : « le lendemain,
au contraire, en retirant la canule, il se produisit une hémorrhagie qui fut fatale. » Trois fois
sur mes 26 observations, j'ai observé une hémorrhagie secondaire : deux fois elle fut insignifiante, mais, dans le troisième fait, l'interne de
service, appelé en toute hâte, arriva pour constater la mort. A l'autopsie, je trouvai les bronches obstruées par des caillots volumineux.
Comme l'a dit M. de Saint-Germain « ce n'est

donc pas le thermo-cautère seul qui détermine
des écoulements de sang tardifs. »

Si la thermo-trachéotomie trouve ainsi grâce
devant ses détracteurs au point de vue de l'hémorrhagie secondaire, si elle est moins heureuse
sous le rapport des eschares, c'est là un des
grands arguments, je pourrai dire le seul vérita-
blement sérieux et grave qui ait été formulé
contre ce procédé opératoire. On a en effet reproché au thermo-cautère de produire des plaies hi-
deuses, pouvant même englober la trachée qui
s'en trouvera plus tard retrécie. « Sur deux malades opérés par moi, dit M. de Saint-Germain,
l'un chez M. Labric, l'autre chez M. Archambault,
le premier a présenté des eschares intéressant le
segment antérieur de la trachée et offre à considérer, aujourd'hui qu'il est guéri, un enfonce-
ment installé au niveau de la plaie; le second a
vécu trois jours, mais présentait au moment de
la mort une plaie d'une largeur énorme. » Re-
marquons, en passant, que, pour son premier
opéré, M. de St-Germain avait, dans une précédente communication, annoncé comme probable
un retrécissement de la trachée qui paraît ne pas
s'être produit. M. Paulet a également signalé chez
le petit opéré de M. Verneuil un état *vraiment
attristant* de la plaie, une eschare mesurant les
dimensions d'une pièce de cinq francs. Je n'insis-
terai pas sur le prétendu retrécissement trachéal,

consécutif à la thermo-trachéotomie : il n'a été
signalé que comme probable, mais aucun de ceux
qui ont suivi les opérés n'a pu constater le fon-
dement de ces craintes. Seul M. Desprès, à la Société de Chirurgie, s'est laissé emporter par son
amour de la méthode de Trousseau jusqu'à prendre une paralysie diphtéritique pour un retrécissement trachéal. En revanche, MM. Verneuil,
Krishaber et moi-même, avons pu voir, longtemps après, des opérés qui étaient demeurés absolument indemmes de toute complication. La
question des eschares mérite davantage de fixer
l'attention : les partisans comme les adversaires
du thermo-cautère, M. Verneuil comme M. Paulet,
M. Krishaber comme M. de Saint-Germain en
ont observée de plus ou moins étendues : je les ai
notées dans deux de mes faits. Dubourg a fait la
même observation chez deux de ses malades.
Dans un cas, « la plaie s'était considérablement
élargie depuis le premier jour : elle était profonde, creusée en entonnoir, grisâtre, sécrétant
un pus infect qui oxydait la canule; les bords en
étaient tellement écartés que son diamètre transversal l'emportait sur le diamètre longitudinal. »
Chez le second malade, au 4e jour, la plaie était
très-grande, profonde, encore recouverte d'une
eschare; elle mesurait quatre centimètres dans
tous les sens. » J'avoue, dit Dubourg, qu'à ce
moment je commençai à formuler contre le

thermo-cautère de graves accusations : *on verra dans la suite combien elles étaient peu fondées. »*
En effet, un mois après, la plaie est complétement guérie. « Une cicatrice rosée, rayonnée, *pas ptus large qu'une piéce de cinquante centimes* est tout ce qui reste de cette vaste plaie qui un instant m'avait causé de véritables craintes· » Il en fut de même, on le sait, chez notre malade de l'Observation VIII, et aussi chez l'opéré de M. Verneuil, présenté par M. Paulet à la Société de Chirurgie.

On le voit, les eschares, si effrayantes qu'elles soient au début, n'offrent en réalité qu'une importance minime. C'est qu'en effet, elles sont surtout étendues en surface, mais toujours peu profondes, si bien que la cicatrisation arrive facilement à boucher le vide laissé par leur chûte. Des eschares profondes, réellement inquiétantes et dangereuses, ne seraient possibles qu'avec un maniement défectueux de l'instrument, une trop grande lenteur apportée à l'opération.

M. Verneuil avait déjà signalé le fait à propos d'un des malades de M. de Saint-Germain ; depuis, l'exactitude de cette remarque a été démontrée par le résultat des experiences faites sur les animaux.

Voici, en effet, ce qu'écrivait à M. Paquelin, inventeur du thermo-cautère, M. d'Arsonval,

chef du laboratoire de M. Claude Bernard :
« Opérez au rouge sombre, distendez de chaque
côté la peau de la région sur laquelle vous
opérez, laissez le moins longtemps possible l'instrument en contact avec les téguments, c'est-à-
dire opérez à petits coups (suivant l'expression
de M. Léon Le Fort), et vous n'aurez que des
eschares insignifiantes ou même des plaies se
cicatrisant par première intention. Tel est le
résultat de mes expériences sur les lapins. »

Grâce à de telles précautions, l'escharification
se trouve réduite à son minimum de profondeur,
sinon de superficie, et la thermo-trachéotomie
voit s'évanouir un des inconvénients qu'on lui a
le plus objectés. Je fais cette réserve de la superficie, parce que la graisse en fusion s'échappe
souvent de la plaie et vient en cautériser les
bords, et qu'il est quelquefois difficile de prévenir absolument cet accident d'ailleurs léger.
Mais, même en présence d'une plaie étendue, il
convient de ne pas se laisser aller à des préoccu-
pations exagerées, et de ne pas oublier l'ensei-
gnement qui découle des faits que je viens de
rappeler en dernier lieu.

Cette cautérisation du couteau thermique, que
l'on vient de voir si incriminée, pourrait bien
cependant avoir son bon côté. A ne prendre que
les cas où la trachéotomie est pratiquée pour le
croup, je ne sais si la cautérisation n'est pas

avantageuse en prévenant dans une certaine mesure l'envahissement de la plaie par la diphtérie. Trousseau ne recommandait-il pas de toucher la plaie avec le nitrate d'argent immédiatement après l'opération et de renouveler cette pratique toutes les 24 heures ? Avec le couteau thermique, la cautérisation est plus immédiate encore, puisqu'elle a lieu par le fait même de la section des tissus avec lesquels les produits vecteurs de l'infection ne peuvent entrer en contact.

Quant à la réaction locale, elle n'est jamais très-marquée, et aucun opérateur ne la signale comme un danger. Dès le lendemain de l'opération, il se produit une tuméfaction plus ou moins marquée des tissus mous : cette tuméfaction disparaît assez vite et laisse après elle un écartement des lèvres de la plaie qui persiste jusqu'au moment où la cicatrisation a lieu.

Telles sont les suites de la thermo-trachétomie. Il est permis de se demander comment elles ont pu provoquer la condamnation portée contre elle.

J'arrive au manuel opératoire.

Bien que M. Bourdon ait décrit avec soin, dans son mémoire, les différents temps de la galvano-trachéotomie, je crois qu'il n'est pas inutile d'insister sur ce point de la question. Il s'agit, en effet, d'une opération qui est destinée à passer dans la pratique commune et dont tous les détails, même les plus insignifiants, demandent à être connus par la foule des praticiens. J'ai déjà, dans ce but de vulgarisation, énuméré complaisamment les incidents divers que présentèrent mes opérations, indiqué les moyens qui me servirent à prévenir ou à arrêter dès le début l'hémorrhagie, à rendre inoffensive la fusion de la graisse. En ce moment, j'essayerai de faire le résumé, la synthèse de ces récits analytiques, afin que le lecteur puisse bénéficier sans effort des résultats de l'expérience clinique.

Cette description est d'ailleurs utile à un autre point de vue. M. Bourdon n'a parlé que du galvano-cautère ; or, il existe entre cet instrument et celui de M. Paquelin, tant sous le rapport de l'hémostase que sous le rapport du rayonnement, des différences sur lesquelles ont insisté M. Tillaux devant la Société de chirurgie, et M. Julliard au Congrès de Genève. Les préceptes applicables à l'emploi d'un de ces instruments peuvent donc ne pas convenir pour l'autre, et, à cet égard encore, il convient de décrire spécialement la trachéotomie.

L'opération se divise naturellement en trois temps :

Premier temps. — Incision de la peau.

Deuxième temps. — Incision des parties molles.

Troisième temps. — Incision de la trachée.

Ce n'est point là, je le répète, une division artificielle, car ces trois temps sont absolument distincts, et quiconque a pratiqué la trachéotomie avec le thermo-cautère, reconnaîtra l'absolue nécessité de les séparer.

Les préliminaires de l'opération sont les mêmes qu'avec le bistouri. Le malade est couché sur le dos, les épaules et le cou rendus saillants à l'aide d'un coussin ou d'un drap roulé que l'on a placé au-dessous; le corps est enveloppé dans un drap de manière à paralyser, dans une certaine mesure, les mouvements du patient. Un aide, placé aux pieds, se couchant, pour ainsi dire, sur les membres inférieurs du malade, étend les bras de chaque côté du tronc, fixe les membres supérieurs et assure ainsi d'une manière complète l'immobilisation nécessaire au chirurgien. Un deuxième aide maintient la tête renversée en arrière, en appliquant une main de chaque côté de la face et en croisant les pouces sur le front. Je préfère cette pratique à celle qui consiste à appliquer une main sur le front et l'autre sous le menton.

L'opérateur se place à la droite de l'enfant Aprés avoir reconnu la trachée et apprécié l'épaisseur des parties molles qui la recouvrent, il fixe la peau sur les parties profondes à l'aide du pouce et de l'index de la main gauche, de manière à la tendre parfaitement. Ce point est important, car on a vu que M. d'Arsonval y insiste comme nécessaire à la bonne condition de la plaie.

Pendant ce temps, l'instrument a été préparé ; le couteau chauffé à la lampe à alcool, la soufflerie mise en mouvement.

Qu'il me soit permis ici de donner sur le maniement même du thermo-cautère et sur les précautions que réclame son emploi, pour être facile et sûr, quelques indications dont ma pratique antérieure m'a fait apprécier l'importance.

On a reproché au thermo-cautère d'être inconstant dans son fonctionnement, d'être, suivant l'expression de M. Tillaux, « un instrument qui peut vous manquer dans la main ». Cet inconvénient a paru à M. Verneuil pouvoir être évité, en se munissant toujours de deux thermo-cautères ; mais en réalité, dans la pratique, s'il etait absolument inévitable, il fournirait l'argument le plus sérieux, le plus irréfutable contre le thermo-cautère. Le cautère de M. Paquelin éteint quelquefois ; quelquefois il ne peut être porté à la chaleur suffisante : le fait ne saurait être contesté. MM. Tillaux, Verneuil l'ont observé plusieurs fois. A quoi tient cette infidélité momentanée d'un instrument le plus souvent utile ? Deux causes nous paraissent suffire à l'expliquer : 1° la mauvaise qualité ou plutôt l'altération de l'essence par un séjour prolongé dans le flacon qui sert de récipient; 2° l'obstruction du tube interne par le charbon qui se dépose.

Notre maître et ami Terrier a déjà signalé l'inconvénient qu'il peut y avoir à se servir d'une essence déjà vieille, et du même coup le remède s'est trouvé indiqué. « Par deux fois, a dit Terrier, j'ai été obligé de changer l'essence, et ce petit artifice a toujours suffi pour rendre à l'appareil toute sa puissance ». L'accumulation du charbon dans la cavité du cautère a bien été indiquée comme pouvant nuire à son action; on a bien conseillé de détruire ce charbon à l'aide d'une température très-élevée, comme celle que l'on obtient avec un chalumeau, mais le conseil est peu facile à suivre. On n'a pas d'ordinaire à sa disposition la source de chaleur suffisante, et mieux vaut prévenir cette accumulation qu'avoir à la faire disparaître. Une précaution bien simple permettra d'obtenir ce résultat : elle consiste à passer dans toute l'étendue du tube conducteur des vapeurs hydrocarbonées un fil d'argent très-fin. Le tube se trouvera ainsi débarrassé de tout corps étranger et le fonctionnement de l'appareil sera toujours assuré. Comme cette petite manœuvre est un peu longue et qu'il est difficile de faire pénétrer le fil jusqu'à l'extrémité du cône de platine, il convient d'y procéder non pas au moment de l'opération ; mais alors que l'on serre l'appareil.

Ces détails paraîtront peut-être en dehors de la question, mais, malgré sa vogue rapide et méritée, le thermo-cautère est encore peu connu, et il me paraît indispensable que chacun livre au jour de la publicité les enseignements qu'il a pu tirer de sa propre observation.

Une donnée qui entre mieux dans notre cadre, est celle relative à la température que doit avoir le thermo-cautère. Désireux de rester sur le terrain clinique, je ne m'occuperai point de la déterminer en degrés ; il me suffira d'indiquer les signes apparents qui assurent que l'instrument a été porté à la chaleur nécessaire. La chose peut sembler de· peu d'importance, puisque tout le monde s'accorde à dire que le couteau doit être au *rouge sombre*. Cependant j'ai entendu plusieurs chirurgiens,et non pas les moins éminents, exprimer des doutes sur la possibilité de reconnaître exactement que cette température est atteinte. J'avoue, pour ma part, n'avoir jamais rencontré de difficultés à cet égard, et l'aspect que présente alors le thermo-cautère m'a paru assez caractéristique pour faire cesser toute incertitude. A cette température, en effet, le couteau thermique prend dans sa plus grande étendue un reflet gris-blanchâtre très-mat ; seule, la partie antérieure, sur une longueur d'un centimètre, revêt une coloration rouge brun qui va s'affaiblissant à partir de la pointe pour se fondre avec la teinte grisâtre. Ce degré de chaleur est aisément maintenu à l'aide de pressions répétées 25 fois environ, dans une minute, sur la boule soufflante.

L'opération commence :

Le chirurgien pratique sur la peau, en suivant exactement la ligne médiane, une première incision qui, grâce à la température du couteau et aussi grâce à la précaution de n'en appuyer la pointe que légèrement, entame seulement la partie superficielle du derme. C'est une traînée brunâtre analogue au trait de plume qui sert aux opérateurs inexpérimentés à ne point porter leur bistouri ailleurs que sur le point voulu. Une deuxième incision conduit l'instrument dans le tissu cellulaire. Le *premier temps* de l'opération est terminé.

Le *deuxième temps*, de beaucoup plus important, consiste en l'incision des parties molles prétrachéales (tissu cellulaire séparant les muscles sterno et thyro-hyoïdiens, isthme de la glande thyroïde). Je procède alors à petits coups, divisant, pour ainsi dire, couche par couche, n'agissant qu'avec la pointe du couteau et me gardant bien d'en faire pénétrer d'un coup une certaine longueur dans les tissus. La plaie s'écarte d'elle-même, à mesure qu'on avance dans la profondeur, et les parties se présentent spontanément au couteau au fur et à mesure qu'elles doivent être divisées, et il est absolument inutile de faire écarter les lèvres de l'incision. J'ai en même temps grand soin de vérifier plusieurs fois l'épaisseur des parties qui se trouvent encore au devant de la trachée, ce que je fais avec le doigt : celui-ci sent bien une chaleur notable mais *qui ne va pas jusqu'à la brûlure.* Il est inutile de dire que, s'il y a fusion de la graisse, j'absterge avec précaution, à l'aide d'une éponge, le liquide en ébullition. Mais, dussent les adversaires de la thermotrachéotomie en tressaillir d'aise, je déclare franchement qu'il me paraît impossible de reconnaître les plans de tissus que l'on incise : toute la plaie prend une apparence cornée, un aspect brunâtre par places, et les différents tissus offrent une physionomie uniforme. Le toucher seul peut ici servir de guide.

Dans ce temps de l'opération, je n'ai eu du sang qu'une fois (Obs. VIII) et en quantité insignifiante. Si cependant il en venait, le chirurgien devrait examiner d'abord si, par trop d'empressement de l'aide chargé de la soufflerie, le couteau n'est pas à une température exagérée; puis il portera, si besoin est, le couteau tenu à plat, sur le point d'où s'écoule le sang, en l'y laissant quelques secondes. Généralement l'hémostase est ainsi obtenue; cependant, dans les cas rares où l'hémorrhagie continuerait avec une assez grande abondance, mieux vaudrait ne pas s'abstenir et avoir recours à la torsion ou à une ligature. Pour ma part, je suis persuadé que cette nécessité sera bien rarement observée, si on prend les précautions que j'ai énumérées plus haut.

Arrivé sur la trachée, le couteau thermique sera plusieurs fois promené à la surface, de façon à ce que la dénudation soit complète.

Alors s'ouvre le *troisième temps*. La trachée est incisée avec le bistouri, et le reste de l'opération (introduction de la pince dilatatrice ou du mandrin conducteur, mise en place de la canule) s'achève comme dans la méthode ordinaire, mais avec cette différence à l'avantage de la thermo-trachéotomie, que le chirurgien peut souvent agir *de visu* et non plus à tâtons, ce qui supprime bien des difficultés.

Revenons sur chacun de ces temps.

On a vu que, dans l'incision des parties molles, je procède avec lenteur, n'employant que la pointe du couteau et divisant à chaque coup une faible étendue de tissu. Comme M. d'Arsonval, je suis convaincu que cette pratique peut seule assurer la bonne condition de la plaie, et le peu d'importance réelle des eschares que j'ai eues me paraît y tenir en grande partie. Telle n'est point toutefois la conduite adoptée par tous les chirurgiens, et voici comment M. Mauriac décrivait les deux premiers temps de son manuel opératoire :

« 1. Inciser *lentement de haut en bas et d'un seul trait*, sur la ligne médiane antérieure du cou, immédiatement au-dessous du bord du cartilage cricoïde, la peau et l'aponévrose cervicale superficielle.

» 2. Reporter le couteau à la partie supérieure de l'incision et diviser *lentement et d'un seul trait* l'interstice musculaire jusqu'à la trachée. »

Je craindrais fort qu'en agissant ainsi, on ne fournît de sérieux arguments aux adversaires de la méthode que je préconise. Pour « inciser lentement et d'un seul trait », le couteau thermique devrait avoir une chaleur que je juge inutile ou plutôt dangereuse; il devrait s'enfoncer d'une certaine étendue dans les tissus. Une escharification d'épaisseur notable serait la conséquence inévitable de semblables errements.

Il est, dans le deuxième temps, un point sur lequel je désire insister : je veux parler de l'écartement spontané des lèvres de la plaie. Le fait n'a pas été observé par tous les opérateurs, et, au contraire, MM. Dudon et Dubourg ont constaté un état spasmodique des muscles qui, en se rapprochant, formaient une boutonnière étroite où le couteau manœuvrait mal à l'aise et qui diminuait encore sous l'irritation de la brûlure. Cet accident doit être rare, car aucun autre opérateur ne l'a signalé. A tout prendre, il est peu

important, car il suffit d'avoir recours aux érignes. Le thermo-cautère perd alors une de ses
avantages, mais le plus insignifiant. N'est-il pas
d'ailleurs remarquable que le pire, dans la thermo-
trachéotomie, soit de retomber dans les conditions ordinaires?

Quant à l'incision de la trachée avec le bistouri, formant le troisième temps, elle est aujourd'hui acceptée par tous. Il serait donc inutile
de la défendre, mais peut-être l'est-il moins d'exposer les motifs qui me portèrent à la préférer.
Dès ma première opération, il me parut inoppor-
tun d'ouvrir ce conduit avec un instrument incandescent, et cela pour plusieurs raisons. Le
couteau thermique a un rayonnement qui ne saurait être nié; cette action est sans doute peu
marquée, à cause du pouvoir faiblement émissif
du platine, mais elle n'en est pas moins réelle.
N'y a-t-il donc aucun inconvénient à faire pénétrer dans la cavité trachéale, dont la muqueuse
est déjà malade, un cautère dégageant ainsi de
la chaleur? En outre le couteau thermique est long;
le chirurgien est obligé de le saisir à une certaine
distance de la pointe. Cet inconvénient, dont on
a voulu faire un argument contre l'emploi du
thermo-cautère, disparaît quand on se contente
de sectionner les tissus mous avec cet instrument,
mais il acquiert une certaine importance si on se
sert du couteau thermique pour pratiquer l'inci-

sion de la trachée. Que le couteau, trop chauffé, entre brusquement dans ce conduit, que le sujet mal contenu fasse un mouvement, ne peut-il arriver que la pointe du couteau effleure la paroi postérieure de la trachée et y produise une escharre dont la chute aura pour résultat la perforation de l'œsophage et sa communication avec les voies aériennes ? Rien de semblable n'est à redouter avec le bistouri, dont on peut saisir la lame à une distance voulue de la pointe. Enfin, l'action du couteau thermique détermine toujours une perte de substance des tissus mous : si cette perte est subie par la trachée, il est présumable que la cicatrisation sera retardée, et l'établissement d'une fistule trachéale deviendra un accident possible. La nécrose des cartilages trachéaux ne peut-elle aussi se produire ?

Un autre inconvénient de l'emploi du cautère pour l'incision de la trachée a été signalé par M. Krishaber : c'est la difficulté que l'on éprouve chez l'adulte à diviser les anneaux de la trachée souvent ossifiés. M. Mauriac, qui avait été au début partisan de cette méthode, a pu vérifier, che son dernier opéré, l'exactitude de cette remarque, car le couteau thermique se rompit sur la trachée et brûla sérieusement les doigts de l'opérateur.

L'emploi du bistouri (seulement pour ouvrir la trachée) ne présente aucun danger, si on a le soin de dénuder complétement ce conduit avec le couteau thermique, comme je l'ai fait dans mes dernières observations. L'hémorrhagie est alors nulle, et l'on a ainsi tous les avantages de la méthode sans courir aucune chance fâcheuse.

CONCLUSIONS

1. La trachéotomie, pratiquée avec le bistouri, soit par le procédé rapide (en un temps), soit par le procédé lent, donne lieu dans la majorité des cas à une hémorrhagie plus ou moins abondante, qui gêne le chirurgien et a pu souvent faire périr le malade. Elle peut aussi être suivie d'hémorrhagies secondaires dont la terminaison a été quelquefois fatale.

2. La trachéotomie par le tranchant rougi (galvano ou thermo-cautère) supprime, dans la majorité des cas, l'hémorrhagie immédiate; elle permet plus souvent encore de n'ouvrir la trachée que lorsque la plaie est à sec. Quand l'hémorrhagie se produit en grande abondance, et dans les insuccès moyens, le chirurgien se trouve simplement obligé de recourir au bistouri et dans des conditions qui ne sont guère moins bonnes que s'il y avait eu recours d'emblée.

3. L'hémorrhagie secondaire paraît plus fréquente avec le tranchant rougi qu'avec le tranchant ordinaire, mais elle a toujours été insignifiante.

4. Les eschares peuvent être efficaces pour protéger la plaie contre l'envahissement dipthéritique; elles n'acquièrent une étendue exagérée que si l'opération est faite trop lentement, et le

couteau rougi laissé trop longtemps au contact des tissus.

5. La réaction locale est modérée ; les accidents phlegmoneux sont au moins aussi rares qu'avec le bistouri.

6. La peau et les tissus mous doivent être incisés à petits coups, et seulement avec la pointe du couteau thermique.

7. La trachée doit être ouverte avec le bistouri, après avoir été dénudée avec le thermo-cautère ; on évite ainsi l'action de rayonnement sur la muqueuse trachéale, la perforation possible de la paroi postérieure de la trachée, la perte de substance ou la nécrose des cartilages.

8. Le thermo-cautère, par la simplicité de son maniement, ses dimensions exiguës, son prix relativement peu élevé, doit être préféré au galvano-cautère, dans l'opération de la trachéotomie.